# TREPPEN
# MACHEN
# SCHLANK

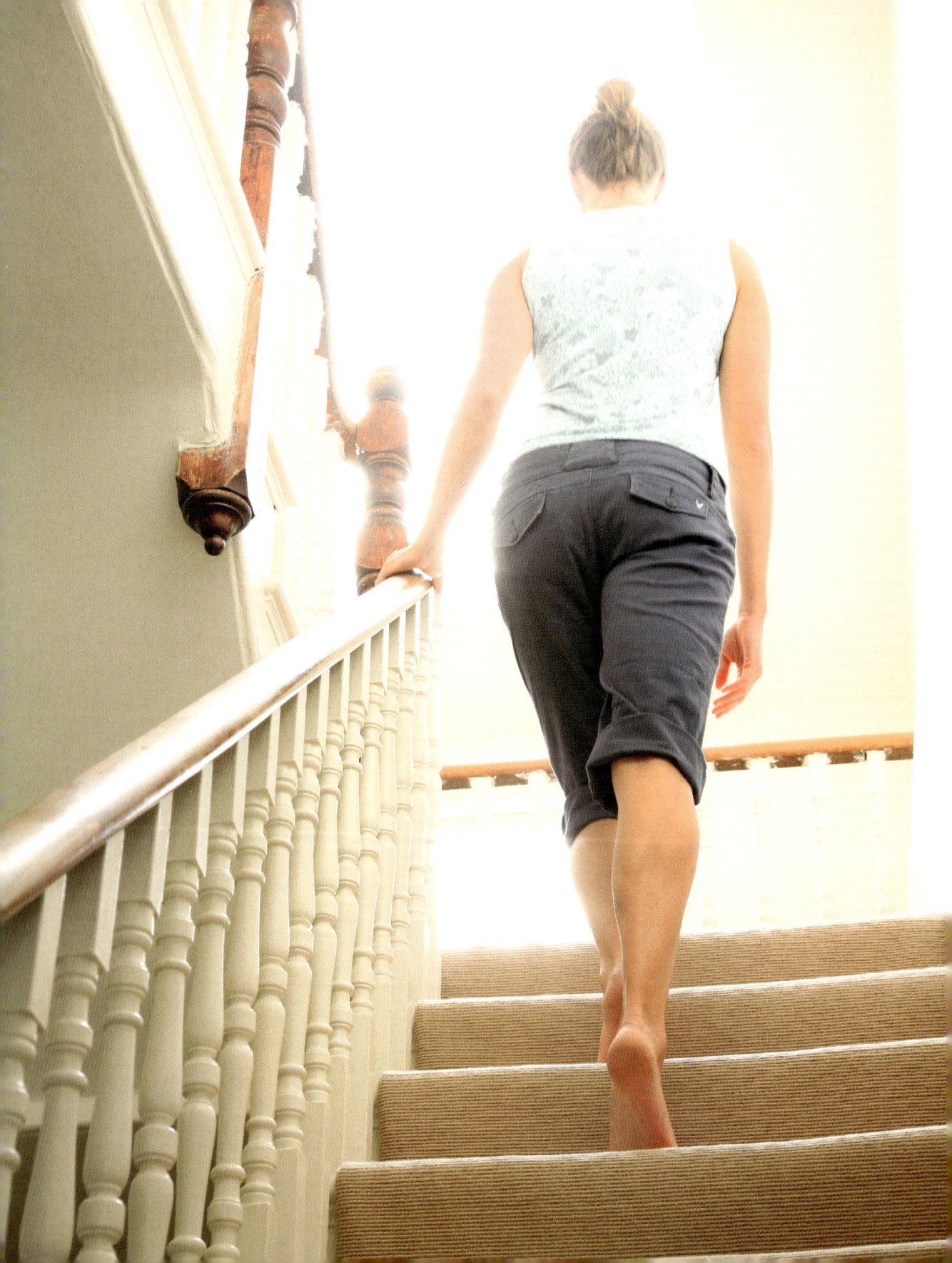

# TREPPEN MACHEN SCHLANK

## Täglich fit, ganz nebenbei!

*Peta Bee*

*Frank McGrath,*
*mögen deine blauen Augen immer strahlen.*

Originalausgabe „Integrated Exercise.
How everyday activity will get you fit"
Erstveröffentlichung bei Kyle Cathie Limited,
London 2008
Text © 2008 Peta Bee
Photography © 2008 Charlie Richards
Book Design © 2008 Kyle Cathie Limited

Deutschsprachige Ausgabe:
© 2009 vgs
verlegt durch EGMONT Verlagsgesellschaften mbH,
Gertrudenstr. 30–36, 50667 Köln
Alle Rechte vorbehalten

1. Auflage
Aus dem Englischen von Jacqueline Dubois
Umschlaggestaltung: ZERO Werbeagentur, München
Redaktion: Yvonne Tiedt
Lektorat: Ulrike Kraus, Köln
Produktion: Susanne Beeh
Satz: Ina Friedrich, Saarbrücken
Titelfotos: Umschlagrückseite, Bild links unten:
Getty Images/The Image Bank; alle übrigen Fotos aus dem Innenteil des Werkes
Druck: Tien Wah Press, Singapur
ISBN 978-3-8025-1798-3

www.vgs.de

## Danksagung

So viele Menschen haben mir beim Schreiben dieses Buches geholfen, und es ist unmöglich, ihnen allen persönlich zu danken. Besonderer Dank gilt jedoch:

Justine Hancock, die mir als Erste den Auftrag erteilte, einen Beitrag über Sportübungen im Alltag für die *Times* zu schreiben. Damit nahm alles seinen Anfang.

Louise Sutton von der Carnegie Faculty of Sport and Education an der Leeds Metropolitan University für ihre Unterstützung und ihre Beiträge, besonders beim Kapitel über die Ernährung.

Den vielen Größen aus der Fitnessindustrie und den Sportwissenschaften, die mir mit ihrem wertvollen Fachwissen und ihrer Meinung zur Seite standen.

Meinen superglamourösen Supermodellen: Simon Hammonds, Frank McGrath, Rachael Mossom, Celine und Enya Payne, Tom Richards, Grace, Michael und Eve Snelham sowie Laura Wheatley.

Ben, Euan, Callum und Fraser Gray für das (oft un-bewusste) Testen vieler Übungen und dafür, dass sie so tolle menschliche Versuchskaninchen waren.

Charlie Richards für seine fantastischen Fotos.

Kyle Cathie, Abby Franklin, Anne Newman und Jenny Wheatley, die alles so brillant zusammengefügt haben.

Ganz besonderen Dank an Mum und Dad, Luci Bee, Paddy McGrath, Dearbhla McCullough und Eva Gizowska für ihre bedingungslose, niemals endende Unterstützung.

## Fotonachweis

Alle Fotos von Charlie Richards außer den Folgenden: Seite 13 Laura Wheatley; 15 H. Armstrong Roberts / Corbis; 17 Ty Allison / Getty; 23 Uppercut Images / Alamy; 33–35 Olivier Blondeau / iStockphoto; 33–35 (Hintergrund) iStockphoto; 42 Francesca Yorke; 43 iStockphoto; 45 Brian Carpenter / iStockphoto; 47 Stephan Kohler / iStockphoto; 57 JupiterImages / Brand X / Alamy; 79 Murat $en / iStockphoto; 85 Randy Faris / Corbis; 86 PhotoAlto / Alamy; 87 Sean Locke / iStockphoto; 89 Chen Chun Wu / iStockphoto; 101 Francesca Yorke; 105 Greg Gerla / Alamy; 121 Florida Images / Alamy; 128 PhotoAlto / Alamy; 135 Michal Koziarski / iStockphoto; 137 image100 / Alamy; 138 PhotoAlto / Alamy; 145 Bon Appetit / Alamy; 147 Catherine dée Auvil / iStockphoto; 150 StockFood.com / Lehmann, Joerg; 156 FoodStock / Alamy; 157 (links) Shannon Long / iStockphoto (rechts) Peter-John Freeman / iStockphoto

# Inhalt

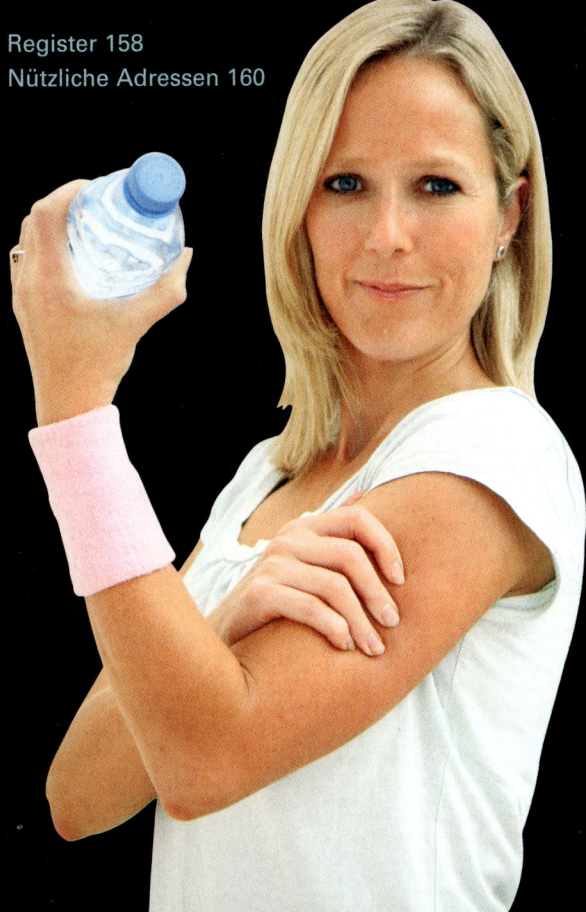

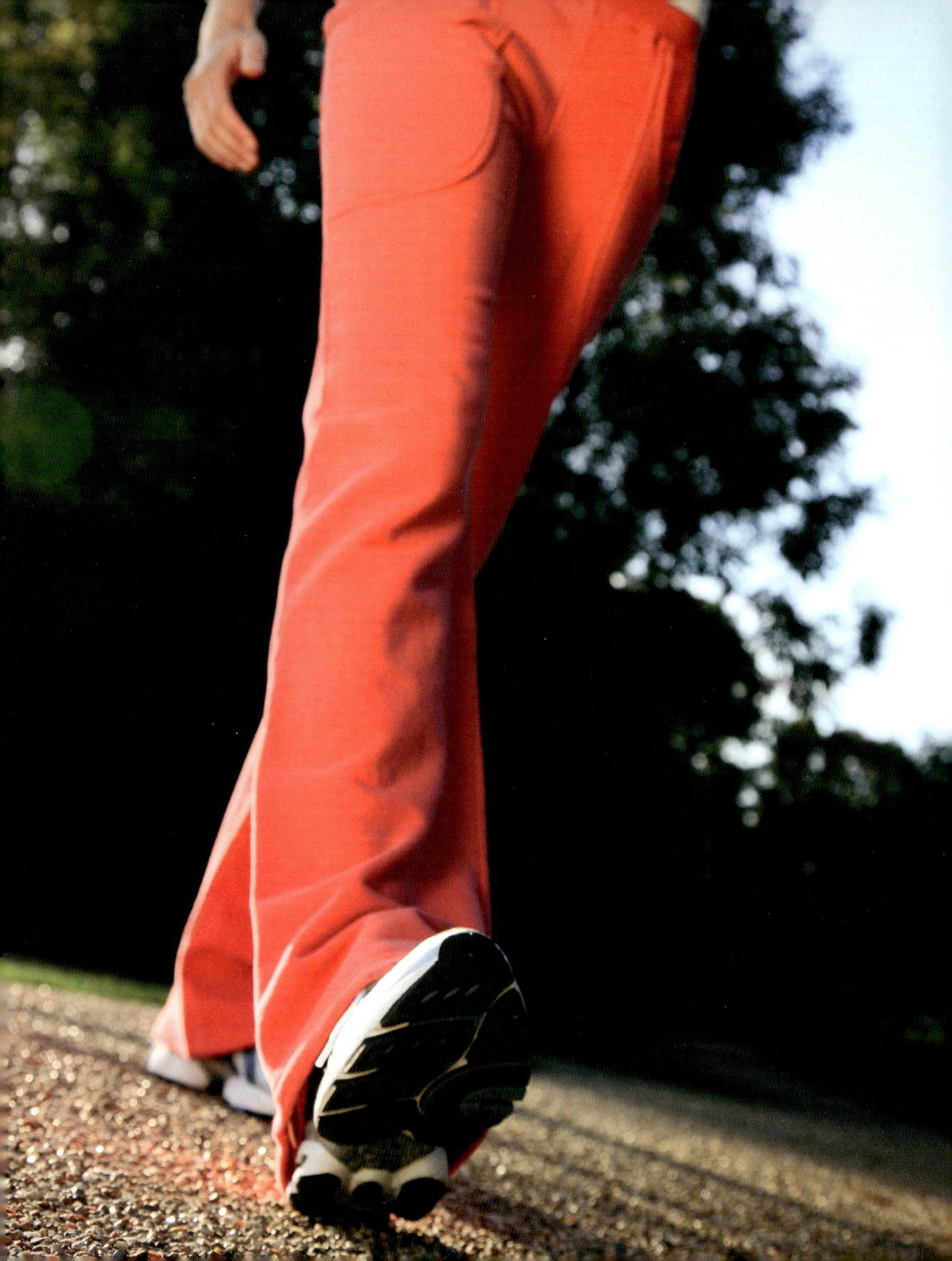

# Vorwort

Die mit Abstand häufigste Frage, die mir in meinem Beruf gestellt wird, ist: „Wie kann ich abnehmen?" Die Antwort – meist kommt sie für die Fragenden völlig unerwartet – lautet, sich einfach öfter und auf verschiedene Weise zu bewegen. Wer aktiver ist, fühlt sich fitter, sieht besser aus und hat mehr Energie für alltägliche Belange. Trotzdem führt der Großteil der Menschen heute einen überwiegend sitzenden Lebensstil, und der akute Mangel an körperlicher Aktivität ist zu einem ernsten Problem für das öffentliche Gesundheitswesen geworden.

Obwohl wir ganz genau wissen, wie wichtig Bewegung ist, finden viele von uns es extrem schwierig, körperliche Aktivitäten oder gar gezielten Sport in unser tägliches Leben zu integrieren, obwohl bereits 30 Minuten moderater Bewegung an fünf Tagen pro Woche vollkommen ausreichen würden. Es muss nicht einmal die Sportart sein, bei der man am Ende völlig abgekämpft und verschwitzt ist. Sportphysiologen haben bewiesen, dass Bewegung mittlerer Intensität – bei der Ihre Körpertemperatur leicht ansteigt und Sie Ihr Herz-Kreislauf-System mäßig belasten, ohne völlig außer Puste zu kommen – unglaublich nützlich ist, um Übergewicht, Herzerkrankungen und Diabetes zu verhindern.

Den meisten von uns ist gar nicht bewusst, wie einfach es sein kann, mehr Bewegung in unseren Alltag einzubauen. Genau dort setzt dieses Buch an. Geschrieben von einer der führenden Expertinnen auf dem Gebiet der Fitness und gestützt von zahlreichen wissenschaftlichen Belegen, ist dies der ultimative Ratgeber für Menschen, die ihren Alltag aktiver gestalten wollen. Wir beschäftigen uns mit den Problemen des sitzenden Lebensstils, ob auf der Couch oder am Schreibtisch, und zwar in realistischer Form. Wir kennen den Druck, unter dem der moderne Mensch steht, und wissen, dass nicht jeder Zeit oder Lust hat, den Sportdress anzuziehen und einen Aerobic-Kurs zu belegen.

Kurz gesagt, Peta Bees Plan zeigt Ihnen, dass Sie keine aufwendigen Geräte, kein Sportstudio oder Unmengen an Zeit und Geld brauchen. Sie brauchen nur eine kleine Anleitung sowie einen Schuss Enthusiasmus und Entschlossenheit.

Es gibt unzählige Wege, um aktiver zu werden. Viele davon werden in diesem Buch beschrieben. Aber selbst wenn Sie hier nicht das Passende für sich finden, so erhalten Sie doch zumindest eine Anregung, was Ihnen Spaß machen könnte, um wieder fitter und aktiver zu werden. Ich wünsche Ihnen viel Erfolg und vor allem viel Spaß bei Ihrem Bestreben, von der Couch aufzustehen und ein gesünderer, fitterer und glücklicherer Mensch zu werden.

Louise Sutton, Fachdozentin für Gesundheit, Sport und Ernährung an der Carnegie Faculty of Sport and Education, Leeds Metropolitan University

# Einführung

Ich sitze am Schreibtisch und tippe, als plötzlich das Telefon klingelt. Ich nehme ab und fange dabei an, zielstrebig im Zimmer auf- und abzulaufen. Als das Gespräch beendet ist, dehne und strecke ich mich, um die Verspannungen zu lösen, die mir das Sitzen am Schreibtisch einbringt. Dann setze ich mich wieder hin und fange an, mit dem Fuß zu wippen. Beim Tippen mache ich Übungen, um meine Taille in Form zu bringen. Während ich arbeite, trainiere ich also auch, und das ist das Grundprinzip dieses Buches.

Sport wird von einigen Mythen umrankt, die ich gleich im Vorfeld ausräumen möchte. Man muss weder jung, noch schlank oder athletisch sein, um körperlich aktiv zu werden – man muss lediglich motiviert sein. Außerdem sollte man Fitness niemals nur an den verbrannten Kalorien, dem geschrumpften Bauchumfang oder den verlorenen Pfunden messen, denn ihr Nutzen ist viel umfangreicher.

Körperliche Aktivität hat zudem nichts mit teurer Sportkleidung, Trainerstunden, Elektrolytgetränken, Massagen oder Pulsmessgeräten zu tun. Es geht nur um Bewegung jeder Art, vorzugsweise mit Freude. Ihre Bewegung kann so anstrengend sein, wie Sie möchten – egal, ob Sie sich vornehmen, einen Kilometer zu laufen, obwohl Sie sonst nicht einmal zum Bus gehen, oder ob Sie mit den Kindern herumtoben wollen, ohne außer Atem zu geraten. Hauptsache, Sie erreichen das, was Ihnen persönlich wichtig ist.

## Seien Sie realistisch

Was Sie mit diesem Buch nicht erreichen können, sind stahlharte Muskeln und die Kondition eines Olympioniken. Falls Sie einen Ratgeber suchen, der Ihnen hilft, Marathon zu laufen, einen Ironman-Triathlon zu absolvieren oder den Mount Everest zu besteigen, lesen Sie das falsche Buch. Stattdessen erhalten Sie solide Ratschläge, die von Experten in Sachen Medizin, Ernährung, Sportwissenschaft und Fitness überall auf der Welt zusammengetragen wurden. Sie erhalten auch das Wissen, das Verständnis und vor allem die Inspiration, um aktiver und damit gesünder zu werden.

Für sportliche Betätigungen im Alltag gibt es keine festen Regeln, denn nur Sie selbst wissen, was gut in Ihren Tagesablauf hineinpasst. So ist es zum Teil auch ein Weg der Selbsterkenntnis, auf dem Sie sich nicht zeitlich oder finanziell binden müssen.

Ich hoffe, Sie finden eine Anregung oder einen Vorschlag, der Sie dazu motiviert, sich zukünftig mehr zu bewegen, und zwar auf eine Weise, die Ihnen viel Spaß bereitet.

## Kein Fitnessstudio

Zu viele Menschen verbinden das Wort „Fitness" heute mit teuren Sportstudios und modischen Kursen – von Yogalates bis zu Punkrock-Aerobic. Natürlich ist auch das, wie vieles andere, ein guter Weg, fit zu werden. Wenn Sie also feststellen sollten, dass Sie der Kursplan Ihres örtlichen Fitnessstudios dazu anregt, einen der angebotenen Kurse zu belegen, um sich besser zu fühlen und fitter

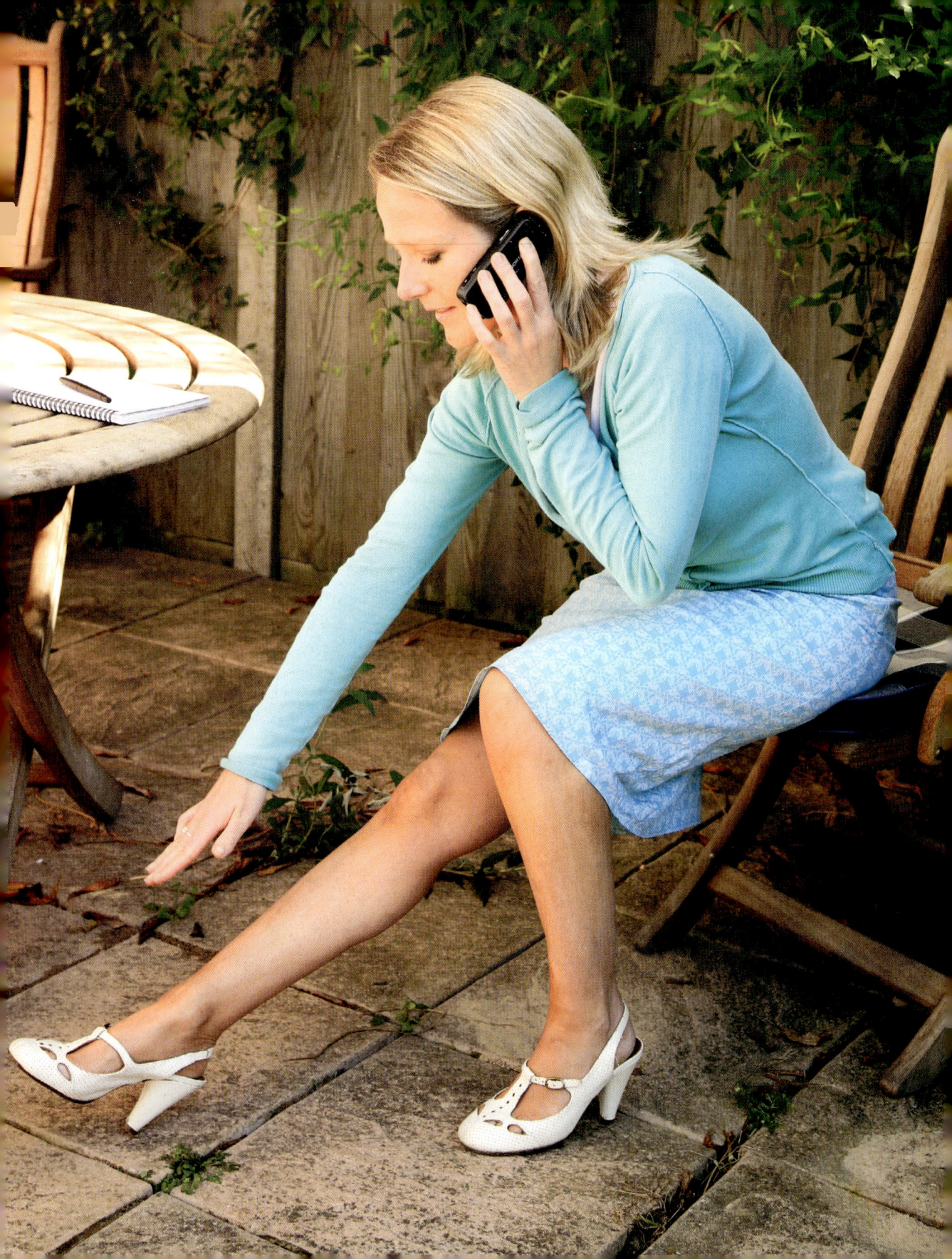

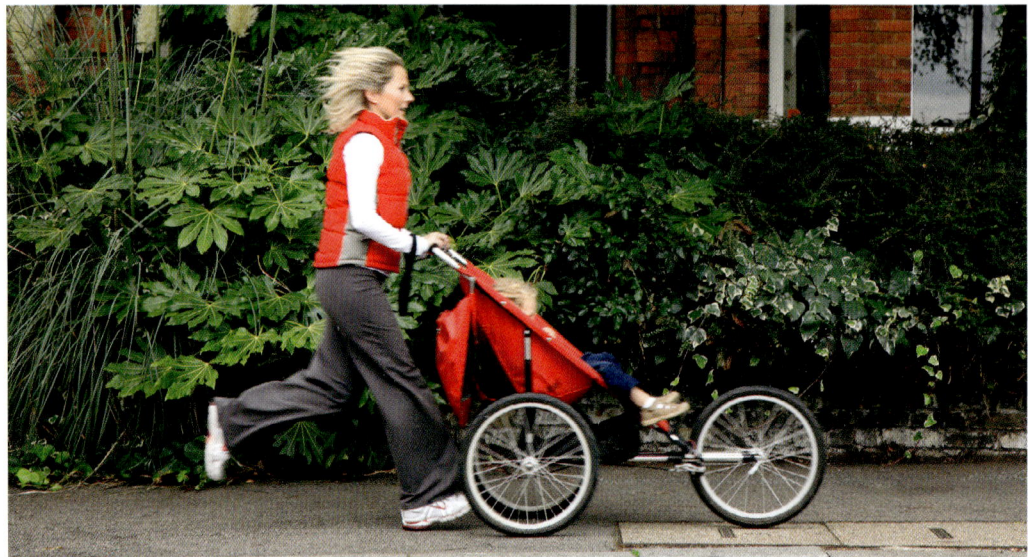

zu werden, dann empfehle ich Ihnen von ganzem Herzen, sich dort anzumelden.

Fitnessstudios sind aber nicht jedermanns Sache. Mein Fall sind sie nicht. Ich weiß schon gar nicht mehr, wie oft ich einen Vertrag unterschrieben habe, nur um nach ein paar Besuchen wieder das Interesse zu verlieren. Mir ist die Studioumgebung zu steril, und ich finde sie keineswegs motivierend. Stattdessen komme ich mir, umgeben von Spiegeln, den scharfäugigen Trainern und den superschlanken Mitgliedern der Fitterati-Brigade ziemlich blöd vor. Die endlosen Wiederholungen nerven mich, und spätestens nach fünf Minuten langweile ich mich auf dem Laufband zu Tode.

Am liebsten mache ich draußen einen langen Lauf. Da sich mein Leben durch die Kinder und die Anforderungen meiner Arbeit aber ziemlich verändert hat, ist aus meinem täglichen Lauf, bei dem ich meist allein am Fluss entlangjoggte, ein wöchentliches Ereignis geworden, falls überhaupt. Da ich also immer weniger Zeit hatte, die ich dem Sport widmen konnte, musste ich kreativ werden. So kam ich also verschwitzt im Kindergarten

meines Sohnes an, weil ich ihn im Buggy hingejoggt hatte, statt das Auto zu nehmen. Ich parke am anderen Ende der Straße, wenn ich einkaufen gehe, sodass ich die schweren Tüten zum Auto tragen muss. Ich renne die Treppen im Haus mehrmals am Tag hinauf und hinunter, und ich führe meinen Hund sehr viel schnelleren Schrittes spazieren als jemals zuvor.

Mit diesem Buch werden Sie selbst lernen, was für Sie funktioniert. Ich habe meine eigenen Erfolgsrezepte, basierend auf den zehn Prinzipien der folgenden Seite, entwickelt. Vielleicht finden Sie die Punkte hilfreich, vielleicht entdecken Sie aber auch Ihre ganz eigenen Bestärkungen. Wichtig ist nur, dass diese praktisch und auf das Leben, das Sie führen, anwendbar sind.

Zum Schluss gebe ich Ihnen noch einen Gedanken mit auf den Weg: In den paar Minuten, die Sie zum Lesen dieser Seiten benötigt haben, haben Sie etwa 5 kcal verbraucht. Gehend wären es doppelt so viele gewesen. Wäre es nicht viel schlauer gewesen, beim Lesen auf der Stelle zu gehen?

# Zehn Vorschläge, Bewegung in Ihren Alltag zu integrieren

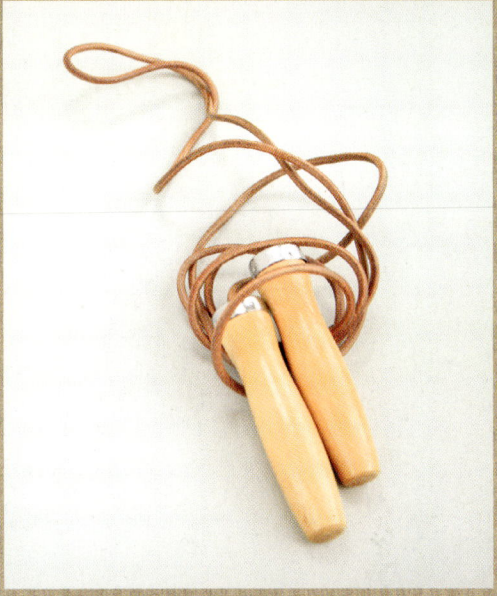

**1** Nehmen Sie niemals das Auto, wenn Sie eine Strecke auch gehen oder rennen können.

**2** Gehen Sie immer so schnell, dass Sie das Gefühl haben, Sie würden gleich losrennen.

**3** Nehmen Sie niemals den Fahrstuhl, es sei denn, es geht gar nicht anders.

**4** Benutzen Sie möglichst immer die Treppe anstatt der Rolltreppe. Laufen Sie die Rolltreppe hinauf, wenn es nicht anders geht.

**5** Nehmen Sie niemals ein Transportband. Versuchen Sie, schneller am anderen Ende zu sein als die „Faulen".

**6** Bleiben Sie bei kurzen Bus- oder Zugfahrten stehen. Stehen Sie bei längeren Fahrten alle 15 Minuten auf und laufen Sie herum.

**7** Machen Sie jedesmal, wenn Sie aufstehen, um sich einen Kaffee zu holen (in meinem Fall also oft), etwas Aktives: Rennen Sie die Treppe hinauf, hängen Sie die Wäsche auf, räumen Sie den Geschirrspüler aus oder putzen Sie ein Fenster.

**8** Wenn Sie Kinder haben, halten Sie diese auch zu Bewegung an. Kaufen Sie keine Spiele, bei denen sie nur auf Knöpfchen drücken müssen. Integrieren Sie die Kinder in Ihr aktives Leben. Gehen Sie mit ihnen spazieren, kaufen Sie Bälle und Springseile, hängen Sie einen Basketballkorb auf. Tun Sie etwas, damit Ihre Kinder Bewegung als etwas Tolles empfinden. Spielen Sie mit ihnen, wann immer es geht. Je aktiver Sie sind, desto aktiver werden auch Ihre Kinder (und umgekehrt).

**9** Fordern Sie sich immer wieder selbst heraus. Gehen Sie abwechselnd langsam und schnell zum Geschäft; machen Sie einen Laternenslalom.

**10** Geben Sie sich beim Hausputz besonders viel Mühe. Das Ergebnis – ein kräftigeres, fitteres Selbst – ist es wert.

# Kapitel 1

# Bewegung
# im Alltag

# Wie wurden wir so bequem?

Wir waren nicht immer so dick und un- sportlich wie heute; es ist nicht lange her, dass übergewichtige Menschen in der Minderheit waren. Sich im Alltag viel zu bewegen, war für unsere älteren Angehörigen und erst recht für unsere Vorfahren normal. Blicken wir noch weiter zurück, gab es für Faulpelze gar keinen Platz: Das Überleben hing vom Jagen und Sammeln von Lebensmitteln ab, und all die Bewegung, die damit verbunden war, sorgte dafür, dass Höhlenmenschen niemals dick wurden.

Die Veränderung dieses Überlebenskampfs ging langsam vonstatten. Irgendwann lernten unsere Vorfahren, Tiere zu züchten und Nah- rung anzubauen, ohne kilometerweit gehen zu müssen, aber ihr Leben war nach wie vor anstrengend. Im 19. Jahrhundert brachte die industrielle Revolution technische Fortschritte mit sich, die das Leben und die Art zu arbeiten für immer verändern sollten. Es ist jedoch erst gut 50 Jahre her, dass wir immer stärker in die Trägheit sanken. In den 1950er-Jahren ent- sprach unsere tägliche Bewegung einer Stre- cke von fünf bis acht Kilometern. Heute legt der Durchschnittsmensch diese Distanz in einer Woche zurück.

In Europa hat sich die Übergewichtsquote seit den 1980er-Jahren fast verdreifacht. Jeder zweite Erwachsene und über 21 Millionen Kinder gelten offiziell als übergewichtig. In den USA sind 64,5 Prozent aller Erwachsenen über- gewichtig oder gar fettleibig – eine Zahl, die bis 2010 auf 73 Prozent ansteigen wird!

Die Auswirkungen dieser Epidemie sind erschreckend: Unsere Chancen, eine Krankheit zu bekommen, für die Übergewicht ein Risiko- faktor ist – Diabetes, Herzkrankheiten, Schlag- anfälle und Krebs –, sind höher als je zuvor. Und was ist der Hauptgrund, der uns aus allen Nähten platzen lässt? Trägheit.

## Der Preis der Bequemlichkeit

Der Preis, den wir für die im letzten halben Jahrhundert durch Maschinen gewonnene Bequemlichkeit zahlen, ist ein akuter Rück- gang an körperlicher Bewegung. Wir fahren mit dem Auto, dem Bus oder dem Zug zur Arbeit, fahren unsere Kinder in die Schule, Rolltreppen und Fahrstühle ersetzen normale Treppen. Waschmaschinen, Staubsauger, Geschirrspüler und elektrische Rasenmäher minimieren unseren Arbeitsaufwand zu Hause. Als Ergebnis sitzt ein Erwachsener zehn Stun- den pro Tag, was sich im Lauf des Lebens zu unglaublichen 32 Jahren und vier Monaten bei nomaler Lebenserwartung summiert!

## Die Fernsehfalle

Das Fernsehen hält uns auf der Couch fest, Autos haben das Laufen oder Radfahren ersetzt, und man verbringt viel mehr Zeit vor dem Computer als mit der Hausarbeit. Studien zufolge lassen sich diese Gewohnheiten des 21. Jahrhunderts direkt mit Übergewicht und den entsprechenden Gesundheitsrisiken in Verbindung bringen. Je länger man vor dem Fernseher sitzt, desto dicker wird man. Wer als Kind viel ferngesehen hat, ist als Erwach- sener eher übergewichtig.

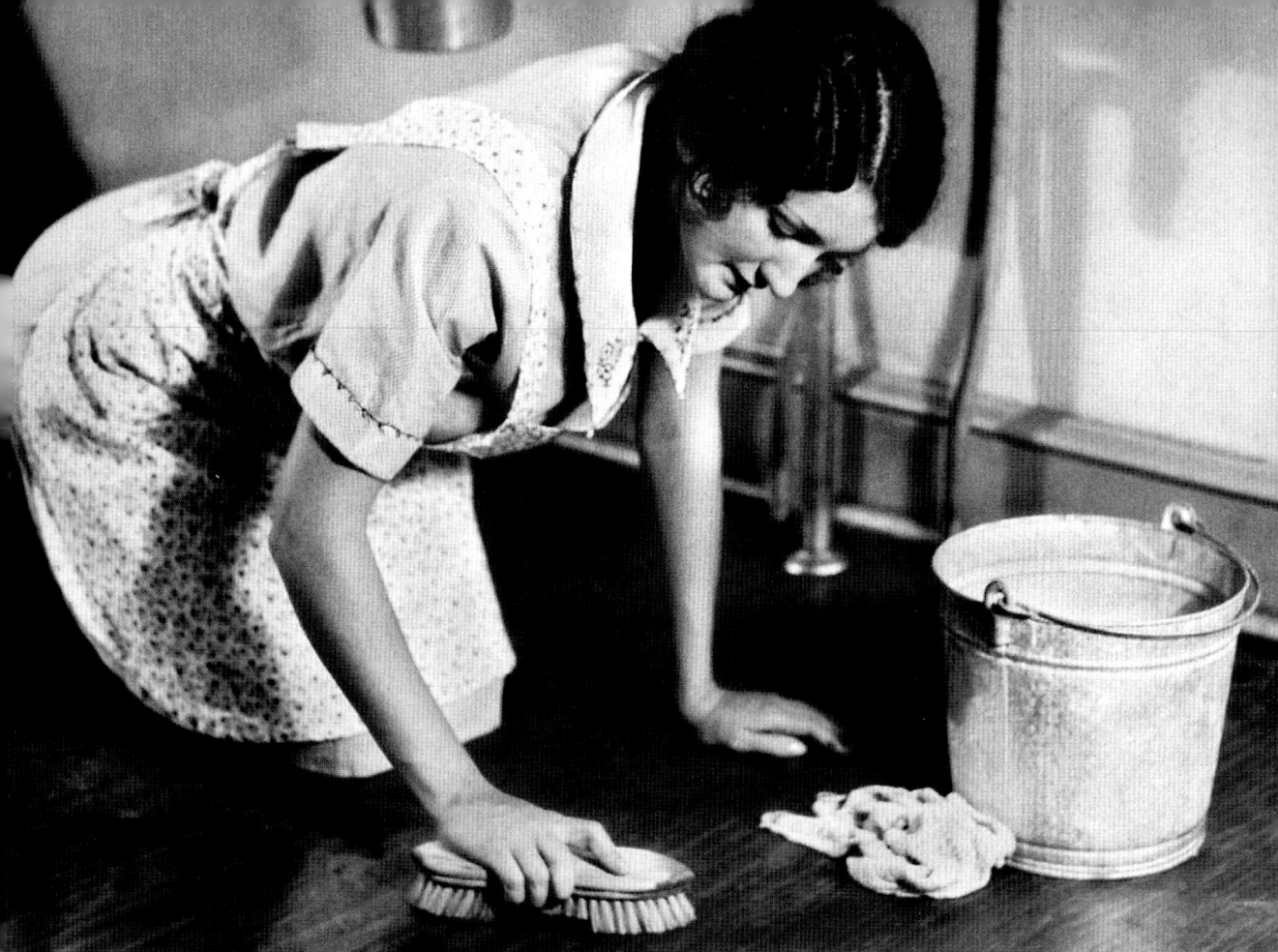

**Oben:** Böden schrubben – auch so hielten sich unsere Großmütter in Form.

Laut Berichten von beiden Seiten des Atlantiks ist die Mehrheit der Menschen heute nicht aktiv genug, um etwas für die Gesundheit zu tun. Eine Umfrage in Großbritannien ergab, dass fast drei von vier Frauen und drei von fünf Männern so wenig Bewegung haben, dass sie ihre Gesundheit aufs Spiel setzen. Selbst Menschen, die behaupten, sie würden sich bewegen, tun es oft nicht in dem angegebenen Maß. Aufgefordert, ihre sportlichen Aktivitäten über einen Zeitraum von sieben Tage aufzuschreiben, stellte sich bei 47 Prozent heraus, dass sie sich nur mäßig bewegt hatten, während gerade einmal 15 Prozent aktiv genug waren, um die wissenschaftliche Definition von „mittelstarker Beanspruchung" zu erfüllen.

Natürlich hat sich auch unsere Ernährung verändert. Wir essen viel weniger Obst und Gemüse als empfohlen und nehmen stattdessen zu viele fettige, kalorienreiche und überzuckerte Snacks zu uns. Obwohl es leicht ist, unser Übergewicht im Westen auf die falsche Ernährung zu schieben – die natürlich nicht hilfreich ist –, nehmen die Menschen im Vergleich mit den 1960er-Jahren heute sogar weniger Kalorien zu sich. Die größte Gefahr ist und bleibt also unsere Inaktivität.

# Das Fitnessstudiorätsel

Das größte Paradoxon der aktuellen Übergewichtswelle ist, dass heute mehr Menschen als jemals zuvor Mitglieder in Fitnessstudios sind. Einer von acht ist Mitglied in einem privaten Sportclub, und die Gesamtanzahl an Mitgliedschaften ist seit den frühen 1980er-Jahren, als Jane Fonda die Fitnesswelle „lostrat" und uns dazu aufforderte, Leggings anzuziehen, ständig gestiegen. Wenn also immer mehr Menschen auf dem Laufband schwitzen oder einen Aerobic-Kurs belegen, weshalb werden wir dann trotzdem immer dicker?

Auf diese Frage gibt es keine einfache Antwort, obwohl ich (wie viele weitere Wissenschaftler) vermute, dass der Besuch eines Fitnessstudios die meisten nicht dauerhaft motiviert, auch wenn sich viele dort sicher eine überragende Fitness erarbeiten. Einige Psychologen vermuten, die klinische Umgebung und die extrem auf das Aussehen bedachte Atmosphäre in einem Studio hielten viele Menschen davon ab, dort zu trainieren. Zudem stellen viele, die eine Menge Geld für eine Mitgliedschaft bezahlt haben, bald fest, dass das streng geregelte Trainingsformat ähnlich wirkt wie eine einseitige Diät oder ein Entgiftungsprogramm: Es erfüllt kurzfristig seinen Zweck, es fällt aber extrem schwer, sich langfristig daran zu halten.

Einer Studie zufolge trainiert ein Fünftel aller Mitglieder nur einmal im Monat oder seltener im Studio, was auf einen wöchent-

lichen Verbrauch von nur 100 bis 200 kcal hinausläuft – weniger, als sie bei einem flotten Spaziergang verbrennen würden. Tatsächlich gehen nur 20 bis 25 Prozent aller Mitglieder regelmäßig in ihr Sportstudio, und von ihnen verbringt ein Großteil seine Zeit noch mit Reden, Umherwandern zwischen den Geräten oder an der Bar. Einigen Umfragen zufolge geben fast 80 Prozent aller Neueinsteiger innerhalb der ersten acht Wochen wieder auf.

Selbst bei denjenigen, die regelmäßig im Studio trainieren, ist das oft nicht der beste Ansatz. Drei Viertel aller Mitglieder richten ihren Studiobesuch auf den Beginn einer bestimmten Fernsehsendung aus, so das Ergebnis einer Umfrage. Bei der Beobachtung der Studiobesucher stellten Psychologen fest, dass viele völlig in ihre Sendung vertieft waren und nur noch rein mechanisch trainierten.

Nach Erkenntnissen einer niederländischen Studie an gesunden, normalgewichtigen Erwachsenen, die sich im Alltag häufig bewegten, verbrennen diese dabei insgesamt mehr Kalorien als diejenigen, die kurze, intensive Trainingseinheiten absolvieren. Warum? Weil Menschen, die sich morgens oder mittags einmal richtig verausgaben, den Rest des Tages über eher inaktiv sind.

Sportstudios sind toll, wenn man sie richtig nutzt, was die meisten aber leider nicht tun.

## Trainieren Sie die Kalorien ab

**Frühstücksflocken** haben einen sehr guten Ruf, aber man sollte immer sorgfältig die Zutatenliste studieren. Typische gesüßte Frühstücksflocken auf Reisbasis enthalten in einer kleinen Schüssel 24 % des täglichen Zuckerbedarfs eines Fünf- bis Zehnjährigen! Mit 174 kcal und 40 g Zucker ist das wahrlich keine gesunde Alternative. Um diese wieder zu verbrennen, müssten Sie eine der folgenden Aktivitäten ausführen:

- 50 Minuten Schlittschuh laufen,
- 45 Minuten engagiert im Fußballstadion mitgehen,
- 42 Minuten leichtes Gerätetraining machen,
- 22 Minuten Hampelmann springen oder
- 18 Minuten boxen.

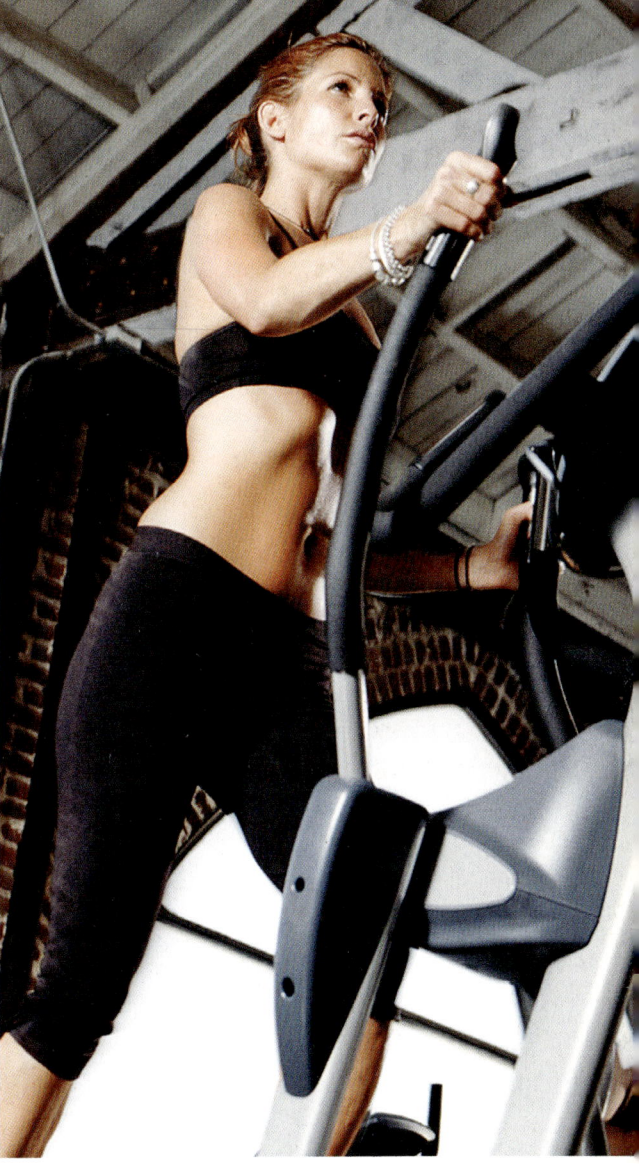

Oben: Endlose Wiederholungen sind langweilig.

## Seltsam, aber wahr

Eine Onlinebank stellte fest, dass sehr viele Menschen vergessen, die Mitgliedsbeiträge für Fitnessstudios zu stornieren, wenn sie nicht mehr länger hingehen.

# Ist Bewegung im Alltag etwas für Sie?

Was unterscheidet Bewegung im Alltag nun von anderen Fitnessprogrammen? Ganz einfach: Sie entscheiden, was Sie machen, wann Sie es machen und wie lange. Es gibt keine komplizierten Fachausdrücke, keinen Trainer, der Sie herumscheucht, und Sie müssen auch keinen lächerlichen Sportanzug tragen. Außerdem müssen Sie sich an keinen festen Plan halten. Alles, was Ihre Muskeln arbeiten lässt und Ihren Kreislauf in Schwung bringt, gehört dazu. Wie Sie im Lauf des Buches feststellen werden, kann das alles sein, vom Staubwischen bis zum Gassigehen. Es kommt nur darauf an, dass es für *Sie* funktioniert.

Als überzeugter Anhänger dieser Art körperlicher Betätigung könnte ich Ihnen seitenweise vorschwärmen, wie sie mir (und vielen anderen, die sie unbewusst praktizieren) geholfen hat, fit, relativ schlank und vor allem die meiste Zeit über gesund zu bleiben. Bewegung im Alltag – die sich laut *New York Times* und *Los Angeles Times* zu einem der heißesten Fitnesstrends entwickeln wird – basiert aber auch auf wissenschaftlichen Fakten. Immer mehr Experten verkünden deren Vorteile: Die „US Centers for Disease Control and Prevention" und das „American College of Sports Medicine" haben Tabellen veröffentlicht, aus denen man den Kalorienverbrauch bei alltäglichen Tätigkeiten ersehen kann. Zudem unterstützen bereits die meisten Regierungen das Konzept, täglich mehr Bewegung in den Alltag zu integrieren, und zwar durch Tätigkeiten wie Gartenarbeit, Einkaufstütentragen oder Gassigehen.

## Ein Trend, der allen gefällt

Bewegung im Alltag funktioniert hauptsächlich deshalb, weil man sie dauerhaft durchhalten kann. Das ist hilfreich, wenn es um das Verbrennen von Kalorien und um die allgemeine Fitness geht, hat aber noch weitreichendere Vorteile: Sportwissenschaftler haben herausgefunden, dass anstrengende aerobe Übungen im Körper von inaktiven, konditionsschwachen Menschen freie Radikale freisetzen und dadurch ihre Gesundheit sogar schädigen. Dazu gehören alle Übungen, welche die Pulsfrequenz länger als zehn Minuten auf ungefähr 85 Prozent ihrer Maximalhöhe steigern und nach denen man völlig außer Atem ist. Bewegung im Alltag ist weniger radikal (Sie sollen sich anstrengen, aber nicht völlig erledigt sein), was die Schädigung durch freie Radikale sehr gering hält.

Selbst Experten, die in den späten 1970er- und den 1980er-Jahren die Vorzüge von Aerobic hochgelobt haben, geben heute zu, damals falsch gelegen zu haben, und dass lange, anstrengende Einheiten keineswegs der einzige Weg sind, fit zu werden. Zu diesen Experten gehört auch Harvey Simon, Medizindozent an der Harvard Medical School, der heute bestätigt, dass alles, was einen in Bewegung versetzt – von der Gartenarbeit bis zum Sex –, gesundheitsfördernd ist.

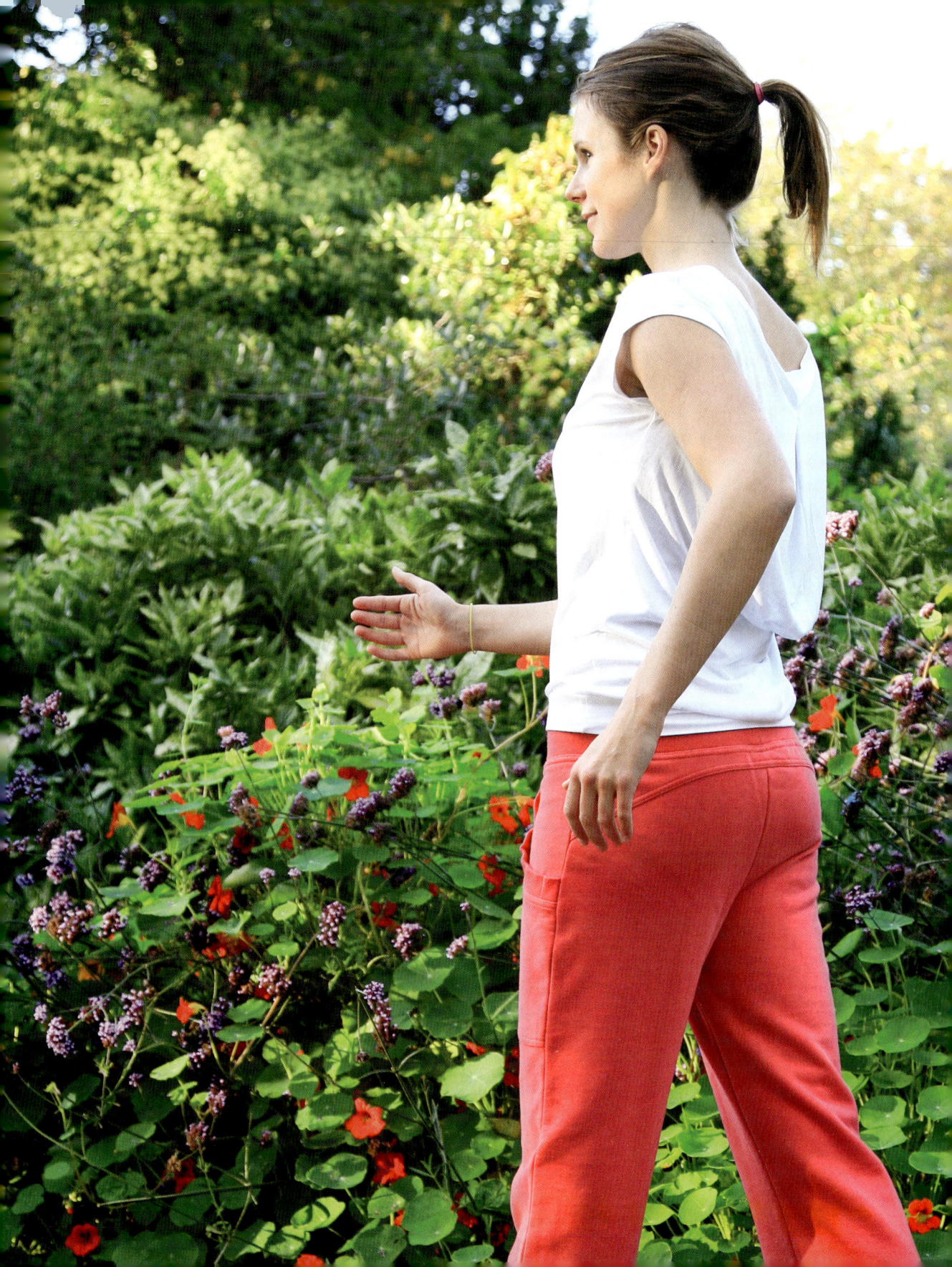

# Keine Ausreden

Es ist immer leichter, sich Ausreden einfallen zu lassen, als in den sauren Apfel zu beißen und anzufangen. Je länger man aber inaktiv bleibt, desto größer wird die Hürde „Bewegung" in Ihrem Geist. Haben Sie wirklich einen guten Grund, sich im Alltag nicht mehr zu bewegen? Falls Sie einen der folgenden Gründe anführen wollen, sollten Sie es sich noch einmal überlegen.

## „Ich habe keine Zeit."

Das Schöne an Bewegung im Alltag ist, dass Sie keine feste Zeit dafür benötigen. Machen Sie einfach weiter wie immer, fügen Sie aber ein paar Aktivitäten ein, wo Sie vorher den faulen Ausweg gewählt hätten. Laufen Sie zum Geschäft anstatt zu fahren, nehmen Sie die Treppe anstelle des Fahrstuhls, schicken Sie die Putzfrau nach Hause. Halten Sie sich immer vor Augen: Jede kleine Aktivität zählt!

## „Ich kann es mir nicht leisten."

Bewegung im Alltag kostet Sie absolut nichts. Sie brauchen keine tolle Ausrüstung, zahlen keine Mitgliedsbeiträge und müssen nirgendwo hinfahren. Es gibt ein paar hilfreiche Dinge (gute Schuhe, ein gutes Springseil, ein Pedometer), diese sind aber nicht unbedingt notwendig. Sie können genauso gut mit Haushaltsgegenständen improvisieren.

## „Es ist langweilig."

Das ist vielleicht die schlechteste aller Ausreden. Bei dieser Art Bewegung können Sie selbst genau festlegen, was Sie wann und wie lange machen. Wenn Sie dieses Buch zu Ende gelesen haben, werden Sie vor Ideen, was Sie alles tun könnten, nur so übersprudeln.

## „Ich bin zu alt."

Das Alter ist kein Faktor, wenn es darum geht, sich im Alltag mehr zu bewegen. Wenn Sie sehr lange untätig waren oder an einer Krankheit leiden, sollten Sie zuerst einen Arzt konsultieren. Sich täglich mehr zu bewegen, ist aber gerade bei vielen der Beschwerden, die das Alter mit sich bringt (siehe S. 22 f.), sehr nützlich. Zudem haben Studien ergeben, dass es nie zu spät ist, anzufangen. Ich bewunderte etwa meine Großtante Eve sehr. In den letzten Jahrzehnten ihres Lebens begann sie damit, täglich in Geschäfte zu gehen und dort ein bisschen herumzubummeln. Das tat sie bis wenige Monate vor ihrem Tod – mit stolzen 101 Jahren.

## „Ich bin zu dick."

Die größte Hürde, die man nehmen muss, ist immer die psychologische. Gerade Menschen, die sich selbst für übergewichtig halten, fällt das besonders schwer – allzu leicht unterschätzt man die psychologische Herausforderung, die es bedeutet, sich aus dem Sessel zu erheben und ein paar Mal täglich die Treppen zu steigen, wenn man sich zu schwer fühlt. Der erste Schritt ist immer der schwierigste, aber danach wird sich Ihre Einstellung ändern, denn Sie haben ja schon etwas erreicht. Beißen Sie in den sauren Apfel und tun Sie etwas für sich. Sie werden es sicher nicht bereuen.

# Zehn gute Gründe, sich täglich mehr zu bewegen

**1 Verbessern Sie Ihr Selbstbild:** Wenn Sie beschließen, sich mehr zu bewegen, denken Sie daran, dass sie es aus einem sehr guten Grund tun: Sie tun es für sich selbst. Vielleicht geht es am Anfang mehr um das Aussehen – Sie wollen abnehmen oder Ihre wabbeligen Oberarme loswerden. Wenn Sie aber erst einmal anfangen, wird sich Ihr Fokus verändern. Nun geht es nicht mehr darum, wie Ihr Körper aussieht, sondern was er tun kann. Sie werden erstaunt sein, wie Ihr Körper auf die Aktivität reagiert, und Ihr Selbstbewusstsein wird in ungeahnte Höhen steigen. Studien haben ergeben, dass aktive Menschen ein anderes Körpergefühl haben als Faulenzer. Sie sind selbstbewusster, setzten sich Ziele, die sie einhalten, und sind beruflich oft erfolgreicher. All das können Sie auch sein und tun!

**2 Verhindern Sie Arthritis:** Bewegung kann bewiesenermaßen den Beginn einer Arthritis verzögern bzw. Schmerzen lindern. Studien in den USA und Großbritannien haben jedoch ergeben, dass viele Kranke sich nur wenig bewegen – im Irrglauben, Bewegung würde ihre Beschwerden nur noch verschlimmern. Moderate Bewegung könnte ihnen jedoch dazu verhelfen, kräftiger und beweglicher zu werden. Bewegung im Alltag ist für sie daher die beste Übungsform. Fragen Sie ggf. vorher Ihren Hausarzt, aber die Chancen stehen gut, dass er Ihren Plan unterstützen wird.

**3 Stärken Sie Ihre Knochen:** Eine von drei Frauen und einer von zwölf Männern werden irgendwann im Leben an Osteoporose erkranken. Bei der auch als „stille Epidemie" bekannten Krankheit (da die meisten Menschen nicht realisieren, dass sie darunter leiden, bis sie sich etwas brechen) verlieren die Knochen schneller Kalzium, als es eingelagert werden kann, was zu schwachen, brüchigen Knochen führt. Aktivitäten, bei denen das Körpergewicht gestützt wird, z. B. Radfahren oder Schwimmen, haben darauf keinen nennenswerten Einfluss, aber alle Übungen, bei denen Gewicht getragen werden muss, stärken die Knochen. Dazu gehören Walking oder Jogging, Seilspringen, Training gegen einen Widerstand (etwa Einkaufstüten tragen oder ein Beet umgraben) usw. Studien der National Osteoporosis Society zufolge können bereits 15 Seilsprünge am Tag einen bedeutenden Unterschied machen. Auch Treppen zu steigen hilft. Dabei erhalten die Wirbelsäule und die Hüfte im Schnitt 20 wirksame Stöße. Machen Sie das fünfmal am Tag, erhalten Ihre Knochen 100 Stöße, die Ihr Skelett stabilisieren.

**4 Stärken Sie Ihr Gehirn:** Je älter wir werden, desto mehr nimmt der Blutfluss zum Gehirn ab, und unsere Gehirnzellen verkleinern sich. Sportliche Aktivitäten können dies aufhalten. Sanfte aerobe Übungen erhöhen den Sauerstoffgehalt im Gehirn, wodurch wir aufmerksamer und effizienter werden. Regelmäßige Bewegung hat einen direkten Einfluss auf die Denkprozesse, die in der frontalen und präfrontalen Großhirnrinde stattfinden – den Bereichen, die u. a. für das Planen und die Erinnerung zuständig sind. Ältere Menschen, die aktiv bleiben, erkranken viel seltener an Alzheimer oder an verwandten Krankheiten.

Wissenschaftler, die 2.288 Menschen über 65 Jahre beobachteten, bestätigten, dass es im Alter eine enge Verbindung zwischen Körper und Geist gibt und körperliche und geistige Aktivität Hand in Hand gehen.

**5 Bauen Sie Stress ab:** Sport ist mehr als nur eine Möglichkeit, Kalorien, die man zu sich genommen hat, wieder zu verbrennen. Bewegung macht die negativen Auswirkungen von Anspannung zunichte und erhöht den Beta-Endorphin-Gehalt (ein natürliches Opiat) im Blut, der wiederum das Stresslevel senkt und unsere Stimmung aufhellt. Andere Körperchemikalien wie Adrenalin, Serotonin und Dopamin, die alle Glücksgefühle hervorrufen, werden bei körperlicher Bewegung ebenfalls vermehrt produziert. Selbst wenn Sie nur einen kleinen Spaziergang in Ihren Tagesablauf einbauen, können Sie von den positiven Auswirkungen profitieren. Bereits nach einem zehnminütigen Spaziergang fühlt man sich entspannter und wacher.

**6 Verhindern Sie Herzkrankheiten:** Zweifellos ist Bewegungsmangel ein Hauptrisikofaktor bei Herzerkrankungen. Studien der British Heart Foundation (BHF) zufolge sind zwei von fünf auf Herzkrankheiten zurückzuführende Todesfälle bei Frauen eine direkte Folge mangelnder Bewegung. Die BHF rät jedoch nicht, plötzlich mit Squash, Tennis oder einem anderen anstrengenden Sport anzufangen, sondern stattdessen täglich eine halbstündige Aktivität, z. B. einen Spaziergang, in den Tagesablauf einzubauen. Die Stiftung hat deshalb eine Kampagne ins Leben gerufen, um die über 50-Jährigen zu mehr Bewegung aufzufordern. Wer dreimal pro Woche stramm spazieren geht, verringert erheblich sein Risiko, an Arteriosklerose zu erkranken. Heute leiden über 20 Prozent aller älteren Menschen darunter. Forscher fanden bei einer Untersuchung von 417 Männern und Frauen heraus, dass bei denjenigen, die regelmäßig drei- oder mehrmals pro Woche spazieren gingen, die Strecke, die sie in sechs Minuten zurücklegen konnten, jährlich weit weniger stark zurückging als bei denjenigen, die nicht liefen.

**7 Verringern Sie Ihr Krebsrisiko:** Es ist bereits hinreichend dokumentiert, dass aktive Menschen ein geringeres Krebsrisiko haben. Das hängt vermutlich mit den positiven hormonellen und Stoffwechselveränderungen zusammen, die bei Bewegung im Körper ablaufen. Eine Studie an 832 Frauen mit Gebärmutterkrebs und einer gesunden Kontrollgruppe ergab, dass Frauen, die sich regelmäßig bewegten, d. h. Hausarbeiten machten oder spazieren gingen, ein um 30 Prozent geringeres Risiko hatten zu erkranken. Eine weitere Studie ergab eine um 54 Prozent geringere Sterblichkeitsquote bei Frauen, die an Brustkrebs litten, sich aber täglich bewegten. Am inspirierendsten waren die Ergebnisse einer Studie an 200.000 Frauen aus neun europäischen Ländern. Diese ergaben, dass regelmäßige Hausarbeit besser vor Krebs schützt, als hin und wieder einer anstrengenden Sportart nachzugehen. Hausarbeit verringerte das Krebsrisiko bei Frauen vor den Wechseljahren um 30 Prozent und bei Frauen nach den Wechseljahren noch um 20 Prozent.

**8 Stärken Sie Ihre Libido:** „Sexercise" ist nicht nur eine tolle Möglichkeit, Bewegung in Ihren Alltag zu integrieren (siehe S. 118), sondern Bewegung ganz allgemein ist auch die beste Möglichkeit, Ihr Sexualleben auf Vordermann zu bringen. Unzählige Studien haben ergeben, dass regelmäßige Bewegung die Libido stärkt.

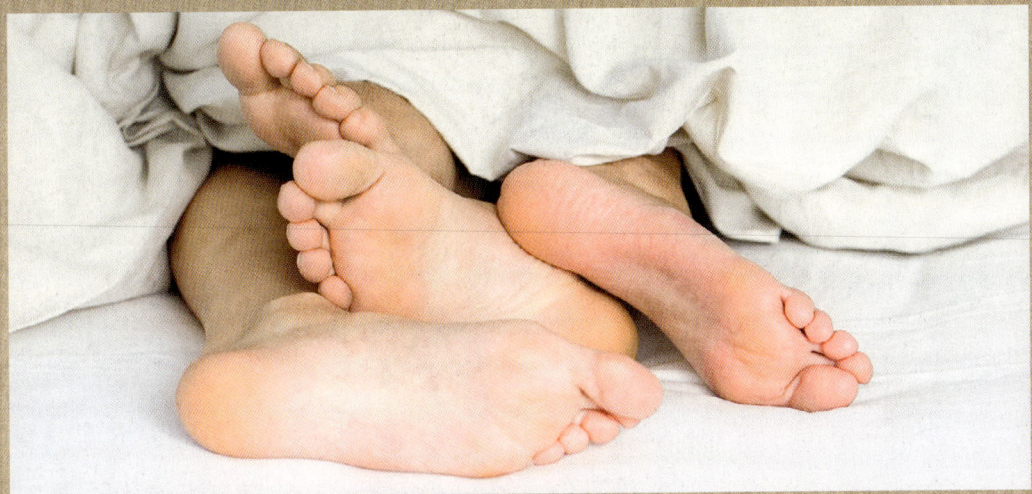

Als man 87 gesunde, aber inaktive Männer mittleren Alters zu mäßiger Bewegung „verdonnerte", berichteten alle als Folge daraus von einem deutlich verbesserten Sexualleben, einer größeren Häufigkeit und einer erhöhten Befriedigung im Bett. Andere Studien bewiesen, wie sehr regelmäßige Bewegung erektile Dysfunktionen oder gar Impotenz verringerte. Zudem fühlt man sich durch Bewegung einfach attraktiver, was ebenfalls die sexuelle Leistungsfähigkeit und Befriedigung erhöht.

### 9 Bekämpfen Sie Depressionen:

Drei flotte, 30-minütige Spaziergänge pro Woche bekämpfen Studien zufolge Depressionen besser als Medikamente aus der Fluoxetinfamilie. Sechs Monate nach Beendigung einer 16-wöchigen Untersuchung kehrten nur bei zwölf von 156 Testpersonen, die sich regelmäßig sportlich betätigten, die Depressionen zurück. Andere Studien ergaben, dass bereits kurze Spaziergänge die Stimmung bei depressiv Verstimmten hoben – eine Wirkung, die sie sonst nur durch Zigaretten, Kaffee oder ein „Fressgelage" erhielten. Außerdem waren sie weniger angespannt, wütend oder müde.

### 10 Ändern Sie Ihre Körperform:

Wer sich im Alltag mehr bewegt, verbrennt mehr Kalorien, und wenn man gleichzeitig so viel wie vorher oder weniger isst, nimmt man ab. Da die Bewegungsarten im Alltag so unterschiedlich sind, werden alle möglichen Muskelgruppen angesprochen, und der Körper muss sich in jede denkbare Richtung bewegen – das Bewegungsspektrum ist also viel breiter als das, was man bei einer normalen Einheit im Sportstudio erreichen könnte. Macht man dann noch immer wieder andere Übungen, müssen auch immer wieder andere Muskeln arbeiten. So verlieren sie die Fettschicht, die sie anfangs vielleicht noch bedeckt. Darunter kommt ein besser geformter Körper zum Vorschein. Sie sollten sich jedoch klarmachen, dass Sie nur durch mehr Bewegung im Alltag natürlich nicht den austrainierten Körper eines Topathleten bekommen können. Je aktiver Sie sind, desto mehr schlankes Muskelgewebe wird aber das Fett ersetzen und Sie gesünder und attraktiver aussehen lassen.

# Die Wissenschaft

Ich habe nicht vor, Sie in diesem Buch mit wissenschaftlichen Fakten „vollzustopfen", aber dennoch ist es sinnvoll, etwas darüber zu wissen, warum Bewegung im Alltag so nützlich ist.

*Verbraucht man mehr Kalorien als man zu sich nimmt, verliert man Gewicht.*

## Der NEAT-Effekt bei der täglichen Bewegung

Damit ein Sport- oder Diätplan erfolgreich ist, muss ihm das oben genannte Prinzip zugrunde liegen. Keine noch so tolle Methode – ganz gleich, mit welchen Erfolgen sie sich rühmt – funktioniert, wenn man nicht mehr Kalorien verbrennt, als man zu sich nimmt.

Dies gilt auch für die Bewegung im Alltag. Neue Forschungen haben jedoch ergeben, dass gerade die Art von Übungen, die Sie nebenbei in Ihren Alltag einbauen, beim Kampf gegen die Pfunde besonders effektiv ist. In einer ausführlichen Studie fanden Wissenschaftler der renommierten Mayo-Klinik in Minnesota heraus, dass sich schlanke Menschen den ganzen Tag über in irgendeiner Form bewegen – sie zappeln herum, stehen auf und setzen sich wieder, wippen mit den Füßen usw. Übergewichtige Menschen tun dies viel seltener. Tatsächlich saßen die Übergewichtigen bei dieser Studie pro Tag zwei Stunden länger still, während die Schlanken mit ihren Extrabewegungen 350 kcal verbrannten. Addiert man das Ganze, ergäbe das einen Gewichtsverlust von 4,5 bis 14 Kilogramm pro Jahr! Experten nennen diese unwillkürlichen Bewegungen NEAT (non-exercise activity thermogenesis), was man etwa als „Aktive Wärmeentwicklung ohne Sport" übersetzen könnte, und halten sie bei der Frage, wer zunimmt und wer nicht, für einen wichtigeren Faktor als reguläres Training.

## Wussten Sie schon?

Regelmäßige Bewegung stärkt die Wundheilungsfähigkeit des Körpers, die normalerweise mit zunehmendem Alter nachlässt.

28 Testpersonen erhielten eine kleine Stichwunde an der Rückseite des Oberarms. Die Hälfte der Personen hatte einen Monat zuvor begonnen, drei- bis viermal pro Woche zu trainieren, während der Rest inaktiv blieb. Bei den Aktiven heilten die Wunden im Schnitt um zehn Tage schneller. Diese Ergebnisse sind sehr bedeutsam, denn je schneller eine Wunde heilt, desto geringer ist die Gefahr einer Infektion.

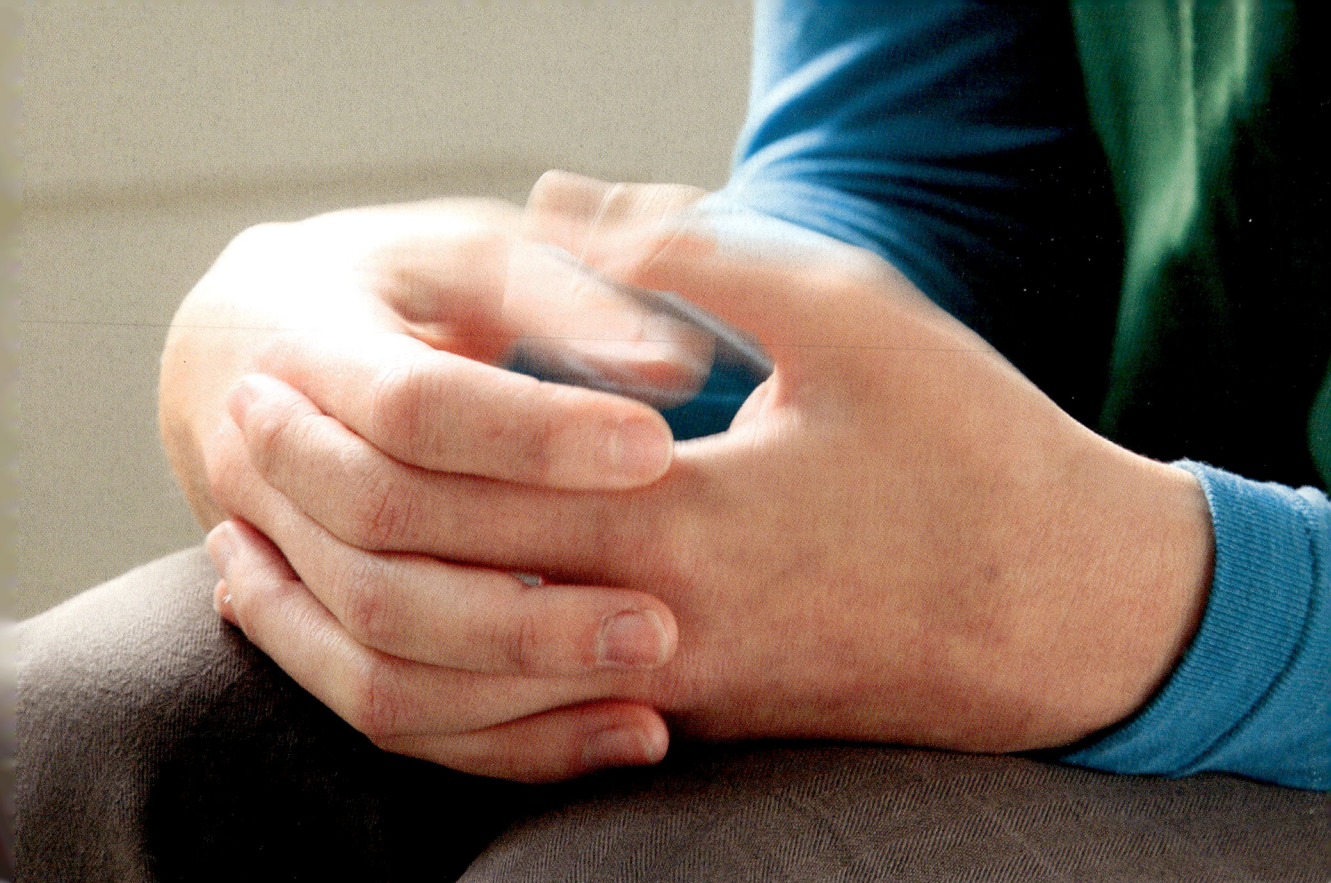

## Immer schön zappeln

Nachdem nun also offiziell anerkannt ist, welch wichtige Rolle NEAT beim täglichen Kalorienverbrauch spielt, rät etwa das US Department of Health and Social Services in der Tat, mehr „herumzuzappeln". In einer ihrer Studien beobachtete das Team der Mayo-Klinik je zehn Männer und Frauen, die nicht alle übergewichtig waren, sich selbst aber als inaktiv bezeichneten. Sie alle sollten über zehn Tage hinweg 24 Stunden am Tag eine High-Tech-Kleidung tragen, in die Sensoren eingewebt waren. Diese Sensoren registrierten jede noch so kleine Bewegung. Anhand der Studie stellten die Forscher fest, dass sich die schlanken Personen im Schnitt täglich auf irgendeine Weise 150 Minuten mehr bewegten als die übergewichtigen.

Die schlechte Nachricht für inaktive Menschen ist, dass die Tendenz dazu wahrscheinlich erblich ist. Laut den Ergebnissen der Mayo-Studie wurden die meisten schlanken Menschen offensichtlich mit diesem Bewegungsdrang geboren, während die Testpersonen, die dazu neigen, Pfunde anzusetzen, sich bewusst dazu aufraffen mussten. Selbst nachdem sie abgenommen hatten, neigten die ehemals übergewichtigen Personen immer noch dazu, länger still zu sitzen, als ihre von Natur aus schlanken Gegenüber.

Die gute Nachricht ist: Bewegung im Alltag erhöht NEAT und den allgemeinen Energieverbrauch, egal, was in Ihren Genen steckt. Wenn Sie sich bewusst darauf konzentrieren und bemühen, wird sich Ihre Energiebalance verschieben, und die Pfunde werden purzeln.

# Superfit, nicht superschlank

Oft macht man den Fehler zu glauben, das Hauptziel von mehr Bewegung sei eine superschlanke Figur. Es ist aber viel gesünder, ein bisschen rundlich und fit zu sein als gertenschlank und inaktiv.

Unzählige Studien belegen, dass Menschen, die sich regelmäßig bewegen, insgesamt meist gesünder sind. Wer zwar schlank, aber inaktiv ist, läuft immer noch Gefahr, unter erhöhten Cholesterin-, Insulin- und CRP-Werten (C-reaktives Protein, eine Substanz, die als Risikofaktor für Herzerkrankungen gilt) zu leiden – alles Anzeichen für ein kürzeres Leben und eine geringere Lebensqualität.

Sportphysiologen versuchen noch immer, die Zusammenhänge zwischen Gewicht und Fitness zu verstehen. Es ist klar, dass Bewegung starke Auswirkungen auf die Gesundheit hat, egal wie dick oder dünn man ist. Sieht man sich das Niveau der C-reaktiven Proteine bei einer Gruppe junger Männer an, findet man die niedrigsten Werte bei denjenigen, die regelmäßig Sport machten, ganz gleich, wie viel sie wiegen. Fitte, aber dennoch übergewichtige Diabetiker sterben viel seltener an ihrer Krankheit als ihre schlanken, dafür aber unsportlichen Gegenüber.

## Trainieren Sie die Kalorien ab

**Ein Joghurt** erscheint dem fettarmen Esser als traumhafte Zwischenmahlzeit, aber Vorsicht! Lesen Sie das Zutatenverzeichnis immer sehr genau – einige Milchprodukte sind alles andere als gesund. Auch wenn das Etikett mit „extrem fettarm" prahlt, kann der Joghurt stark gesüßt sein, etwa mit Fruktose oder künstlichen Süßstoffen. Einige Joghurtdesserts enthalten 120 kcal pro Portion und 9,6 g Zucker in 100 g! Um diese wieder zu verbrennen, müssten Sie eine der folgenden Aktivitäten ausführen:

- 30 Minuten Tapete abkratzen
- 30 Minuten einen Hund trimmen
- 26 Minuten Unkraut jäten
- 20 Minuten Teppich herausreißen
- 18 Minuten laufen und dabei schwere Bücher tragen (z. B. zur Bücherei)

# Bewegung im Alltag hilft Ihnen, Ihren Appetit zu regulieren

Wenn Sie anfangen, sich regelmäßig im Alltag mehr zu bewegen, werden Sie vermutlich bemerken, dass Sie plötzlich weniger essen. Leute, die sklavisch im Sportstudio trainieren, sich auf dem Stepper, dem Laufband oder bei einer anderen anstrengenden Aktivität abmühen, könnten dies völlig umsonst tun.

Einige Studien haben ergeben, dass gerade Frauen (was eigentlich eher seltsam ist) nach einer anstrengenden Trainingseinheit besonders viele Kalorien zu sich nehmen. 13 fitte, schlanke Frauen wurden in einer Studie dazu eingeladen, sich nach der morgendlichen Trainingseinheit im Studio am Buffett nach Herzenslust zu bedienen. Außerdem hatten sie Zugang zu so vielen Snacks, wie sie wollten. Diejenigen, die sich beim Training extrem angestrengt hatten, also beispielsweise so schnell auf dem Laufband gelaufen waren, dass sie sich nicht mehr unterhalten konnten, schaufelten anschließend über 90 Prozent der gerade verbrauchten Kalorien wieder in sich hinein. Die meisten der 878 kcal, die sie im Schnitt zu sich nahmen, stammten aus Fett.

Auf der anderen Seite nahmen die Frauen, die das Ganze ruhiger angegangen waren und sich mäßig angestrengt hatten, nur etwa ein Drittel der verbrannten Kalorien wieder zu sich.

Obwohl der Stoffwechsel nach dem Training immer noch eine Weile angekurbelt bleibt, gleicht das die übermäßige Kalorienzufuhr nicht aus. Offensichtlich konnten die Frauen im Wissen, sich gerade besonders angestrengt zu haben, der Versuchung nicht widerstehen, mehr als nötig zu essen.

Ein entspannteres Fitnessprogramm führt also langfristig gesehen zu einer schnelleren Gewichtsabnahme.

## Wussten Sie schon?

Sie können auch Ihren Geist im Alltag trainieren. Psychiater fanden heraus, dass kleine Problemlösungsspiele wie Kreuzworträtsel, Sudoku oder Scrabble zusammen mit regelmäßiger körperlicher Bewegung die Gehirnzellen gesund und aktiv halten. Das tägliche Lösen dieser Rätsel verbessert die Arbeitsweise Ihres Gehirns. In einer kleinen Studie erhielten acht Testpersonen Rätsel zum Lösen, während neun andere Personen wie gehabt weitermachten. Gehirnszintigrafien bei den Rätslern ergaben hinterher eine deutlich höhere Aktivität der linken Gehirnhälfte in den Bereichen, die für die Spracherinnerung und die alltäglichen Verrichtungen zuständig waren. Die Personen gaben außerdem an, weniger vergesslich zu sein und hatten bei einem Gedächtnistest etwas bessere Testergebnisse als die Kontrollgruppe.

# Was bedeutet „Fitness" eigentlich?

Das Wort „Fitness" ist immer wieder in aller Munde, aber was bedeutet es wirklich? Tatsächlich ist es gar nicht so einfach, Fitness zu definieren, weil es so viele verschiedene Ebenen davon gibt, und fit zu sein für jeden auch etwas anderes bedeutet. Grundsätzlich kann man sagen, dass Fitness die vielfältige Benutzung der Muskeln und anderer physiologischer Funktionen umfasst. Es gibt kein Zaubermittel, um über Nacht fit zu werden, daher gibt es auch nicht „die" Übung oder Sportart, die zu einem perfekten allgemeinen Fitnesszustand führt.

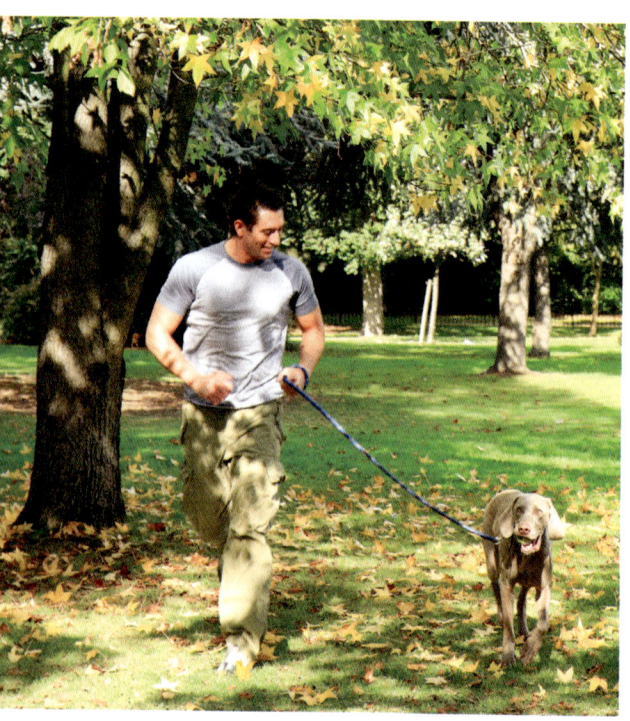

Nehmen wir einmal die Sportler. Alle Spitzenathleten sind topfit. Dennoch ist ihre Fitness meist sportspezifisch – ihre spezielle Stärke, die von jahrelangem Training herrührt, lässt sich nicht ohne Weiteres auf eine andere Aktivität übertragen. Natürlich sind sie insgesamt fitter als der Durchschnittsbürger, aber ein Profiläufer hätte nicht die Art Fitness, die er benötigte, um Wimbledon zu gewinnen, genauso wie ein Profigolfer arge Probleme bekäme, einen Marathon zu laufen oder den Ärmelkanal zu durchschwimmen.

Bevor Sie also mit dem Trainieren anfangen, sollten Sie sich fragen, was Fitness für Sie persönlich bedeutet. Für die meisten Leser dieses Buches wird das Ziel darin liegen, ein Fitnesslevel zu erreichen, bei dem sie nicht mehr übergewichtig sind und sich nicht ständig müde oder gestresst fühlen. Sie wollen besser aussehen, sich besser fühlen und mehr Energie für all die tollen Dinge des Lebens haben, ohne am Ende des Tages total erschöpft zu sein.

Haben Sie dieses Ziel erst einmal erreicht und fühlen die positiven Auswirkungen, setzen Sie sich dann vielleicht höhere Ziele, z. B. einen Volkslauf mitzumachen oder eine ganz neue Sportart auszuprobieren. Für mich ist Fitness ein Kontinuum – es gibt immer neue Dinge, die man probieren kann, und neue Herausforderungen für Körper und Geist. Wichtig ist, dass nur Sie entscheiden, wie weit Sie gehen möchten – ganz gleich, ob Ihr Ziel darin besteht, „richtig" zu joggen oder einfach nur zur Arbeit zu laufen anstatt den Bus zu nehmen.

# Einen Übungsplan erstellen

Was auch immer Ihr Ziel ist, Ihr Fitnessplan sollte drei Übungsarten enthalten: aerobe Übungen, Beweglichkeitsübungen sowie Krafttraining.

## Aerobe Übungen

Diese sollten den größten Teil Ihrer geplanten Aktivitäten ausmachen. Dazu gehört jede Übung, welche die Sauerstoffzufuhr im Körper erhöht. Während Jogging, Schwimmen und Radfahren die effektivsten aeroben Übungen sind, umfasst dieser Bereich aber auch viele andere Übungen, vom Seilspringen bis zum schnellen Schieben des Kinderwagens, vom Treppensteigen bis zum Inlineskating.

Wie profitiert unser Körper von den aeroben Übungen? Nun, bei dieser Art von Bewegung brauchen die Muskeln mehr Sauerstoff als im Ruhezustand. Das Herz reagiert darauf, indem es mehr Blut, das den Sauerstoff transportiert, durch den Körper pumpt. Anfangs kommt uns das wie schwere Arbeit vor, aber je öfter Sie sich bewegen, desto effizienter nutzt der Körper die vorhandenen Sauerstoffvorräte. Nach einiger Zeit wird auch das Herz-Kreislauf-System kräftiger, sodass das Herz in der gleichen Zeit mehr leisten kann.

Innerhalb weniger Monate nach Beginn des Übungsprogramms sinkt Ihr Ruhepuls, also die durchschnittliche Herzschlagfrequenz pro Minute. Das ist ein Zeichen für die verbesserte Arbeit Ihres Herzens und Ihrer Lunge. Zudem geht man davon aus, dass aerobes Training in Verbindung mit gesunder Ernährung (siehe Kapitel 9) die beste Möglichkeit ist, Körperfett zu reduzieren und den Stoffwechsel anzukurbeln. Wer regelmäßig trainiert, verbrennt Kalorien viel schneller.

Praktisch gesehen heißt das: Mit zunehmender aerober Aktivität wird Ihr Leben angenehmer. Mit einem kräftigen Herzen und einer gesunden Lunge können Sie zum Bus rennen, ohne nach Luft zu japsen, im Alter besser mit Ihren Enkelkindern herumtoben und Treppen steigen, ohne sich oben erstmal hinsetzen zu müssen!

Auch Ihr Geist profitiert davon – Physiologen haben herausgefunden, dass jede Art von aerober Betätigung Endorphine, also Glückshormone, freisetzt, die Ihre Stimmung anheben. Was mehr kann man verlangen?

**Aerobe Übungen im Alltag:**

- Radfahren (siehe S. 97)
- Laufen/Jogging (siehe S. 98)
- Walking (siehe S. 91)
- Nordic Walking (siehe S. 92)
- Inlineskating (siehe S. 102)
- Seilspringen (siehe S. 130)
- Treppen steigen (siehe S. 100)
- Gassi gehen (siehe S. 70)
- Kinderwagen schieben (siehe S. 111)
- Jmd. Huckepack tragen (siehe S. 115)
- Einkaufszentrumwalking (siehe S. 84)
- Strandspaziergang (siehe S. 138)
- Tretboot fahren (siehe S. 139)
- Ausgelassen tanzen (siehe S. 110)

# Krafttraining

Im Gegensatz zu dem, was alle denken, muss man Krafttraining keineswegs im Sportstudio oder Kraftraum betreiben. Es bedeutet auch nicht, am Ende Muskelberge wie ein Body-builder zu haben. Eine ausgewogene Mischung an Übungen kräftigt und formt alle Muskeln und kann überall durchgeführt werden – vom Supermarkt bis zum Garten.

Die neuesten Forschungen haben ergeben, dass man am schnellsten dauerhaft Gewicht verliert, wenn man aerobe Übungen (siehe S. 29) mit Krafttraining kombiniert. Die zusätzliche Muskelmasse, die dadurch entsteht, hilft Übergewichtigen, sich schneller zu bewegen und so mehr Kalorien zu verbrennen. Kräftigere Muskeln bedeuten wiederum mehr schlanke Muskelmasse und weniger Fettgewebe, und aktive Muskeln verbrennen grundsätzlich mehr Kalorien.

Einer Studie zufolge können Frauen mit zwei Krafttrainingseinheiten pro Woche den Bauchansatz verhindern, der sich in mittleren Jahren oft bildet. Außerdem erhöht Krafttraining das Selbstbewusstsein.

## Krafttraining im Alltag:

- Gartenarbeit (siehe S. 72)
- Einkaufen (siehe S. 84)
- Supermarktübungen (siehe S. 80)
- Babydehnung (siehe S. 106)
- Jmd. Huckepack tragen (siehe S. 115)
- Bockspringen (siehe S. 127)
- Sofasport (siehe S. 64 ff.)
- Hotelzimmertraining (siehe S. 140)
- Renovieren (siehe S. 77)
- Sexercise (siehe S. 118)

# Beweglichkeitsübungen

Beweglichkeits- bzw. Dehnungsübungen sollte man nicht nur zum Aufwärmen vor oder zum Abkühlen nach einer Trainingseinheit machen. Beweglichkeit ist die Grundlage für viele alltägliche Arbeiten und daher unerlässlich für die allgemeine Gesundheit und Fitness.

Beim Dehnen verbraucht man zwar nur wenige Kalorien, es erfüllt jedoch einen wichtigen Zweck: Es verlängert die Muskeln und erhöht die Beweglichkeit der Gelenke. Das wiederum macht den Körper weniger anfällig für Verletzungen wie Zerrungen oder Muskelrisse, und man entwickelt auch seltener eine schlechte Körperhaltung, die zu Rückenschmerzen führen kann.

Je älter man wird, desto wichtiger ist es, beweglich zu bleiben. Mit zunehmendem Alter und steigender Inaktivität wird unser Bewegungsradius immer kleiner, sodass es irgendwann schwierig werden kann, etwas aus dem obersten Schrankfach zu nehmen.

Es gibt Hunderte von Dehnübungen, und vielleicht haben Sie ja ein paar Lieblingsübungen, die Sie in Ihr tägliches Programm einbauen wollen. Aber selbst, wenn Sie nur einmal pro Stunde aufstehen und sich strecken, wäre der Nutzen schon enorm.

## Beweglichkeitsübungen im Alltag:

- Hausarbeitstraining (siehe S. 58)
- Schreibtischsport (siehe S. 47)
- Übungen im Flugzeug/Zug (siehe S. 136)
- Herumzappeln (siehe S. 25)
- Supermarktübungen (siehe S. 80)
- Sofasport (siehe S. 63)
- Gartenarbeit (siehe S. 72)

# Los geht's: Umsetzung des Plans

Das Schwierigste ist der Anfang – vor allem, wenn man glaubt, nun einen Großteil seiner Freizeit mit Sport verbringen zu müssen. Bewegung im Alltag ist aber genau das, was es besagt: Sie fügen Ihr „Training" geschickt in Ihren Alltag ein, ohne sich extra dafür Zeit nehmen zu müssen.

Wie wenig Sie tatsächlich tun müssen, um einen Unterschied zu spüren, wird Sie vielleicht überraschen: Bereits eine halbe Stunde pro Tag reicht aus, um sich besser zu fühlen. Laut den Richtlinien der meisten Gesundheitsministerien reichen 30 Minuten Training an fünf Tagen in der Woche aus, um Übergewicht und auch die damit verbundenen Gesundheitsrisiken wie Herzerkrankungen oder Diabetes zu verhindern.

Um etwas für Ihre Gesundheit zu tun, empfehle ich Ihnen also, sich täglich 30 Minuten zu bewegen. Wollen Sie fitter werden oder mehr Gewicht verlieren, müssen Sie sich mehr anstrengen – etwa 45 bis 60 Minuten täglich. Denken Sie aber daran, dass die Bewegung nicht am Stück stattfinden muss. Sie können die Zeit im Lauf des Tages „sammeln".

Das Ziel Ihres Trainingsplans sollte sein, tägliche Bewegung zu etwas Normalem zu machen, wonach Sie nicht schweißgebadet und außer Atem sein sollten. Je mehr Sie sich anstrengen, desto früher sehen Sie natürlich Ergebnisse, obwohl Studien ergeben haben, dass Sie bei mäßiger Bewegung genauso dauerhaft abnehmen wie bei anstrengenden Trainingseinheiten.

## Seltsam, aber wahr

Beim täglichen Jonglieren mit Bällen verbrennen Sie viele Kalorien und erhöhen gleichzeitig auch noch Ihre Intelligenz! Eine Studie an Menschen, die sich das Jonglieren beigebracht haben, ergab, dass bestimmte Gehirnareale größer geworden waren.

Was immer Sie tun, geben Sie niemals auf. Als man drei Monate später einige der Leute, die das Jonglieren wieder aufgegeben hatten, erneut testete, waren ihre Gehirne wieder auf Normalgröße geschrumpft.

Forscher fanden heraus, dass bereits eine halbe Stunde moderater Aktivität an fünf Tagen in der Woche einer Gruppe übergewichtiger Frauen ausreichte, um dauerhaft abzunehmen. Diejenigen, die länger oder härter trainierten, hatten keine offensichtlichen Vorteile. Diese Studie war der erste Versuch, durch den Vergleich verschiedener Trainingseinheiten und -zeiten festzustellen, wie viel man tatsächlich tun muss, um gesund zu bleiben. Das Ergebnis war ein durchschnittlicher Gewichtsverlust von 9 Prozent egal, in welcher Gruppe die Frauen sich befanden und selbst wenn sie ihr Trainingspensum verdoppelten! Tests ergaben ebenfalls, dass alle Frauen einen ähnlichen Nutzen für ihr Herz-Kreislauf-System aus dem Training zogen.

Die Kernaussage ist also, dass man sich mindestens eine halbe Stunde pro Tag bewegen sollte. Alles Weitere bleibt einem selbst überlassen.

# Ihr täglicher Punkteplan

In den Punkteplänen auf den nächsten Seiten sind verschiedene Aktivitäten nach ihrer Intensität zusammengefasst. Für jede Aktivität gibt es eine bestimmte Anzahl von Punkten. Wie Sie sehen werden, müssen Sie eine Goldstandardaktivität nicht so lange ausführen wie eine Silber- oder Bronzestandardaktivität, um Ihre Punkte zu erhalten. Keine dieser Aktivitäten müssen Sie in einem Rutsch durchführen: Fünf Minuten Seilspringen am Morgen und fünf Minuten am Abend sind genauso gut wie zehn Minuten nach dem Mittagessen. Sie sollten sich nur angewöhnen, die Gesamtzeit Ihrer Aktivitäten innerhalb von 24 Stunden zusammenzurechnen.

Um Ihre Gesundheit zu verbessern, sollten Sie täglich mindestens 35 Punkte sammeln (bzw. 245 pro Woche). Wie schnell Sie diese sammeln, hängt von Ihnen ab. Idealerweise sollten Sie versuchen, 45 bis 60 Punkte pro Tag (315 bis 420 pro Woche) zu erreichen, und zwar innerhalb von vier bis sechs Monaten nach Aufnahme des Programms. Wenn Sie gleichzeitig Ihre Kalorienzufuhr nicht erhöhen (siehe Kapitel 9) werden Sie dauerhaft abnehmen und eine deutliche Verbesserung Ihrer Gesundheit bemerken.

Der Plan ist äußerst flexibel. Es wird Tage geben, an denen Sie weniger aktiv sind als an anderen, aber Sie sollten immer an eines denken: Selbst das kleinste bisschen Bewegung ist besser als gar nichts! Jeder Schritt, den Sie machen, bringt Sie einem gesünderen, glücklicheren Lebensstil näher.

## Trainieren Sie die Kalorien ab

Am Abend eine **schöne Flasche Wein** zu öffnen, mag für viele die perfekte Entspannung sein. Um aber die 100 kcal, die ein mittelgroßes Glas Weißwein enthält, wieder zu verbrennen, müssten Sie eine der folgenden Aktivitäten ausführen:

- 26,5 Minuten ausgelassen zu Musik singen und tanzen
- 25 Minuten das Auto waschen und von Hand polieren und dabei den gefüllten Putzeimer öfter anheben
- 22 Minuten kräftig den Boden schrubben und die Fenster putzen
- 16 Minuten zügig mit dem Hund spazieren gehen
- 15,5 Minuten Gartenarbeit verrichten, insbesondere Harken, Hacken und Umgraben
- 13,5 Minuten ein Kleinkind immer wieder hochheben und herumtragen (oder auf dem Rücken liegen und 12 Minuten lang ein Baby „stemmen", siehe S. 109)
- 12,5 Minuten schwere Einkaufstüten tragen
- 11 Minuten ausgelassen mit den Kindern herumtoben

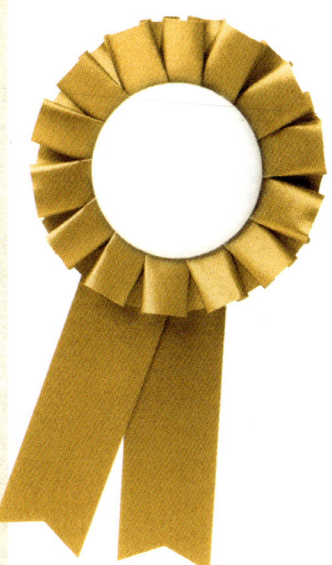

# Goldstandardübungen im Alltag. Machen Sie eine dieser Übungen zehn Minuten lang, so erhalten Sie 15 Punkte:

- Rasch gehen (mindestens 8 km/h), sodass Sie außer Atem kommen
- Nordic Walking (siehe S. 92)
- Mit hoher Geschwindigkeit (mindestens 1,5 km in 10 Minuten) joggen
- In hügeligem Gelände mit mindestens 16 km/h Radfahren
- Dauerhaftes Seilspringen
- Dauerhaftes Bockspringen
- Dauerhaft jemanden Huckepack tragen
- Schwimmen
- Schwere Gartenarbeit (Umgraben, schwere Lasten tragen)
- Rasen mähen (mit einem Handmäher)
- Schnee schaufeln
- Möbel räumen
- Treppen steigen und dabei ein Gewicht von mindestens 26 kg tragen
- Mit einem Rucksack bepackt Treppen hinauf- und hinabrennen
- Mit dem Kinderwagen joggen (siehe S. 112)
- Renovierungs- oder Bauarbeiten: beispielsweise Beton- oder Holzarbeiten, mit schweren Lasten eine Leiter hinauf- und herunterklettern usw.
- Zirkeltraining im Park (siehe S. 114)
- Mit einem Springstock hüpfen (siehe S. 127)
- Auf Bäume klettern (siehe S. 128)
- Wakeboarding (siehe S. 139)
- Kajak fahren (siehe S. 139)
- Jemanden im Rollstuhl schieben
- Holz sägen (von Hand)
- Einen Wettbewerbssport betreiben
- Rudern

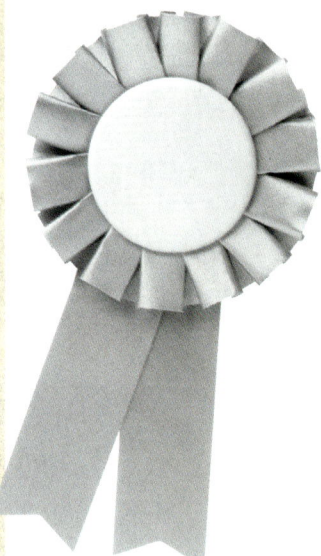

# Silberstandardübungen im Alltag. Machen Sie eine dieser Übungen zehn Minuten lang, so erhalten Sie 10 Punkte:

- In ebenem Gelände gleichmäßig radeln (8–14 km/h)
- Treppen steigen
- Kinderwagenübungen (siehe S. 111 )
- Laub harken
- Anstrengende Hausarbeit (Möbel umstellen, Staub saugen usw.)
- Wände streichen
- Auto aufräumen und reinigen
- Auf Sand oder steinigem Boden laufen
- Leichte Gartenarbeit
- Tapete abreißen
- Klempnerarbeiten
- Fußböden verlegen
- Möbel aufbauen
- Garage aufräumen
- Sexercise (siehe S. 118)
- Mit einem Kleinkind spielen
- Ein Baby im Wickeltuch tragen (siehe S. 106)
- Babysport (siehe S. 106)
- Ausgelassen tanzen
- Ein Musikinstrument spielen und dabei laufen, marschieren oder tanzen
- Himmel und Hölle spielen (siehe S. 126)
- Hüpfball hüpfen (siehe S. 127)
- Einkaufstüten tragen
- Supermarktübungen (siehe S. 80)
- An Krücken laufen
- Rollschuhlaufen bzw. Inlineskating
- Beim Einkaufen einen Rucksack tragen
- Tretboot fahren (siehe S. 139)
- Einen Strandspaziergang machen (siehe S. 138)
- Sandburgen bauen (siehe S. 139)
- Golf
- Reiten
- Tischtennis spielen
- Line Dance
- Hotelzimmertraining (siehe S. 140)

# Bronzestandardübungen im Alltag. Machen Sie eine dieser Übungen zehn Minuten lang, so erhalten Sie 5 Punkte:

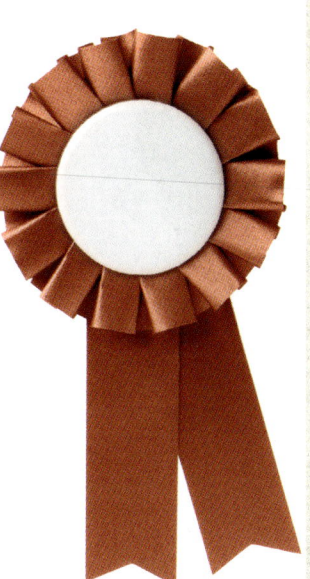

- Übungen im Auto (siehe S. 101)
- Übungen im Flugzeug/Zug (siehe S. 136)
- Schreibtischsport (siehe S. 48)
- Herumzappeln
- Auf der Stelle gehen
- Leichte Hausarbeit (z. B. Staub wischen)
- Partydekorationen aufhängen bzw. den Weihnachtsbaum schmücken
- Sofasport (siehe S. 62)
- Gassi gehen
- Abwaschen und abtrocknen
- Wäsche aufhängen
- Bügeln
- Ein Baby baden bzw. anziehen
- Herzhaft lachen
- Ruhig tanzen
- Ein Instrument spielen
- Einkäufe wegräumen
- Hula-Hoop spielen
- In Turnschuhen mit Rollen laufen
- Jetskiing
- Gemütlich spazieren gehen
- Frisbee spielen
- Ski fahren
- Eislaufen
- Angeln
- Auf dem Spielplatz spielen
- Schlagzeug spielen
- Singen

# Wie fit sind Sie?

Bewegung im Alltag ist eigentlich für jeden geeignet. Da es eine so große Anzahl von Übungen gibt, aus denen man auswählen kann, findet sich meist für jeden Typ und jede Körperform das Richtige.

## Sind Sie fit, um fit zu werden?

Bevor Sie aktiver werden, sollten Sie sich selbst eine Reihe Fragen beantworten:

- Gibt es in Ihrer unmittelbaren Familie Herzkrankheiten?
- Haben Sie bei Aktivität jemals Schmerzen in der Brust gehabt?
- Haben Sie einen hohen Blutdruck (über 160:90)?
- Haben Sie alte Verletzungen, die bei Bewegung schmerzen?
- Leiden Sie unter Arthritis oder Osteoporose?
- Haben Sie Rückenschmerzen?
- Sind Sie schwanger?
- Wird Ihnen bei Anstrengung leicht schwindelig?
- Ist Ihr Taillenumfang bedenklich (siehe unten)?
- Haben Sie andere gesundheitliche Probleme, die Sie in der Vergangenheit vom Trainieren abgehalten haben?

Haben Sie eine dieser Fragen mit Ja beantwortet, sollten Sie mit Ihrem Hausarzt sprechen, bevor Sie mit dem Training beginnen. Tatsächlich ist eine Grunduntersuchung ratsam für jeden, der länger nicht aktiv war.

## Verlassen Sie sich nicht auf den BMI

Jahrelang wurde die Frage des Übergewichts nur anhand des Body Mass Index (BMI) geklärt. Dieser von dem belgischen Statistiker Adolphe Quetelet im 19. Jahrhundert entwickelte Wert war über 100 Jahre lang das Maß aller Dinge. Zum Teil lag das an der einfachen Berechnung: Man nimmt einfach sein Gewicht in Kilogramm und teilt es durch die Körpergröße in $m^2$. Ein BMI unter 18,5 gilt als Untergewicht, zwischen 18,5 und 24,5 liegt das Normalgewicht, 25 bis 29,9 bedeutet Übergewicht, und mehr als 30 heißt fettleibig.

Der Nachteil des BMI liegt darin, dass die Zusammensetzung des Gewichts – ob es sich also um Fett- oder Muskelmasse handelt – unberücksichtigt bleibt. Deshalb haben fitte, muskulöse Menschen häufig einen BMI, nach dem sie als stark übergewichtig oder gar fettleibig gelten! Viele Ernährungsexperten und Mediziner verlassen sich heute lieber auf die Messung des Taillenumfangs oder das Verhältnis zwischen Taillenumfang und Körpergröße. Beide gelten als genauere Indikatoren für den Gesundheitszustand.

## Wie ist Ihr Taillenumfang?

Der Taillenumfang wird an der Stelle gemessen, an der Ihr Körper mit Vorliebe Fett ansetzt. Messen Sie mit einem Maßband Ihren Bauchumfang in Höhe des Bauchnabels. Mehr als 88 Zentimeter bei Frauen und 102 Zentimeter bei Männern zeigen das höchste Risiko für Herz-Kreislauf- oder Stoffwechselerkrankungen (siehe S. 54) an.

Frauen mit einem Maß von über 80 Zentimeter (und Männer über 94 Zentimetern haben aber ebenfalls noch ein erhöhtes Risiko.

## Apfel oder Birne?

Das Gesamtkörperfett ist nicht der einzige Anzeiger für Gesundheitsprobleme. Es kommt auch sehr darauf an, wie das Fett verteilt ist. Körperfett, das sich um die Taille herum ansammelt – sogenanntes Bauchfett (wodurch man eine Apfelform bekommt) – ist gefährlicher als Fett, das sich an den Hüften und Oberschenkeln ablagert (wodurch man eine Birnenform bekommt).

Männer sind genetisch dazu veranlagt, Fett eher am Bauch abzulagern, obwohl es auch Ausnahmen gibt. Frauen vor den Wechseljahren neigen dagegen eher dazu, birnenförmig zu sein. Nach den Wechseljahren setzen viele Frauen durch die Hormonumstellung häufig eher Fett maskuliner Art an, nämlich in der Mitte. Grundsätzlich ist die Birnenform gesünder. Apfelförmige Typen haben mehr Organfett (Fett, das sich an den inneren Organen angesammelt hat), was ihr Risiko für Herz- oder Stoffwechselerkrankungen und Diabetes erhöht.

Um Ihre Körperform herauszufinden, setzen Sie Ihren Taillenumfang ins Verhältnis zum Hüftumfang. Mit einem Maßband messen Sie die dünnste Stelle Ihrer Taille. Falls die Taille nicht sichtbar ist, messen Sie drei Zentimeter über dem Bauchnabel. Das ist Ihr Taillenumfang. Anschließend messen Sie den Hüftumfang, und zwar in Höhe der stärksten Stelle des Gesäßes. Nun teilen Sie den Taillenumfang durch den Hüftumfang. Liegt der Wert unter 0,8, ist Ihr Körper birnenförmig. Ist er höher, weist Ihr Körper die ungesündere Apfelform auf.

## Trainieren Sie die Kalorien ab

**Obstkuchen** mag im Café gesünder wirken als Schokoladentorte, aber wissen Sie eigentlich, wie viele Kalorien Sie dabei zu sich nehmen? Ein einzelnes, glasiertes Obsttörtchen hat ungefähr 190 kcal, 7 g Fett und 26 g (über fünf Teelöffel!) Zucker. Ein Stück weihnachtlicher Früchtekuchen hat geschlagene 215 kcal, 8 g Fett und über 19 g Zucker. Geben Sie dann noch einen Löffel Sahne dazu, liegen Sie bei 368 kcal und 25 g Fett. Um diese Kalorien wieder zu verbrennen, müssten Sie Folgendes tun:

- 1 Stunde 45 Minuten Luftgitarre spielen
- 1 Stunde 35 Minuten jonglieren
- 1 Stunde 30 Minuten ununterbrochen aufstehen und sich wieder hinsetzen
- 1 Stunde 10 Minuten als Schiedsrichter ein Kinderfußballspiel pfeifen
- 1 Stunde einen schweren Rucksack umhertragen
- 50 Minuten ununterbrochen Seilspringen

# Wie misst man seine Fitness?

Um mit Ihrem Fitnessplan zu beginnen, ist es nicht unbedingt notwendig, physiologische Faktoren zu testen. Ihre aktuelle Fitness herauszufinden und dann alle drei bis vier Monate neu zu testen, kann aber durchaus Spaß machen. Außerdem ist es eine tolle Motivation, wenn Sie sehen, wie sehr die tägliche Bewegung Ihre Kondition verbessert hat. Sollten Sie irgendwann keine Veränderungen mehr feststellen, ist es an der Zeit, Ihr Training in Bezug auf Dauer, Intensität oder Häufigkeit zu verändern. Hier sind ein paar einfache Methoden, mit denen Sie Ihre Fortschritte messen können:

## Aerobe Fitness

Sie benötigen einen Hocker oder eine Bank, etwa 22 bis 25 Zentimeter hoch. Halten Sie den Rücken gerade, spannen Sie den Bauch an und steigen Sie hinauf und herunter. Versuchen Sie, zwei Minuten eine beständige Geschwindigkeit zu halten, und machen Sie etwa 40 Schritte pro Minute. Dann setzen Sie sich 30 Sekunden hin und messen anschließend 15 Sekunden lang Ihren Puls. Nehmen Sie den Wert mal vier, um den Pulswert pro Minute zu erhalten.

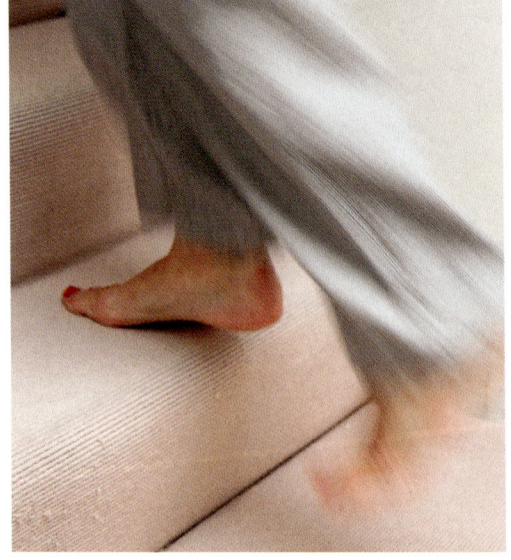

Wie haben Sie abgeschnitten?
- 92 oder weniger (super)
- 92 bis 110 (gut)
- 112 oder mehr (durchschnittlich)

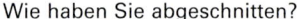

## Wendigkeit

Kleben Sie zwei 40 Zentimeter lange Stücke Klebeband in 40 Zentimeter Abstand zueinander auf den Boden. Stellen Sie sich mit dem rechten Fuß auf eine Markierung und heben Sie den linken an. Hüpfen Sie 15 Sekunden lang auf dem rechten Fuß so oft wie möglich von Linie zu Linie. Jeder Hüpfer, der die Markierung verfehlt, zählt nicht. Machen Sie nun das Gleiche mit dem linken Fuß. Teilen Sie die Anzahl der Treffer durch zwei.

Wie ist Ihr Ergebnis?
- 26 oder mehr (super)
- 21 bis 26 (gut)
- 20 oder weniger (durchschnittlich)

## Kraft im Oberkörper

Wie viele Liegestütze Sie in einer Minute schaffen, ist ein guter Maßstab für die Kraft Ihres Oberkörpers. Sie müssen es aber richtig machen: Legen Sie sich auf den Bauch, die Hände sind unter den Schultern, die Handflächen auf dem Boden. Drücken Sie sich hoch, bis die Arme gerade sind; der untere Rücken bleibt ebenfalls gerade. Beugen Sie die Ellbogen und senken Sie den Oberkörper auf 30 bis 38 Zentimeter über dem Boden ab.

Wie viel schaffen Sie in einer Minute?
- 25 oder mehr komplette Liegestütze (super)
- 15 bis 24 (gut)
- unter 15 (durchschnittlich)

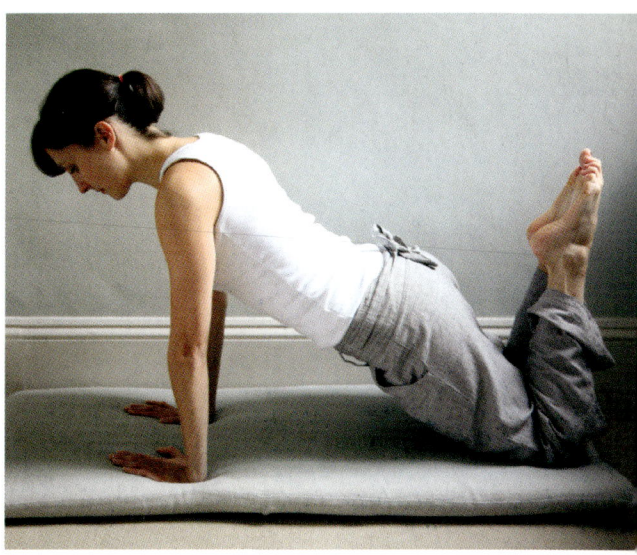

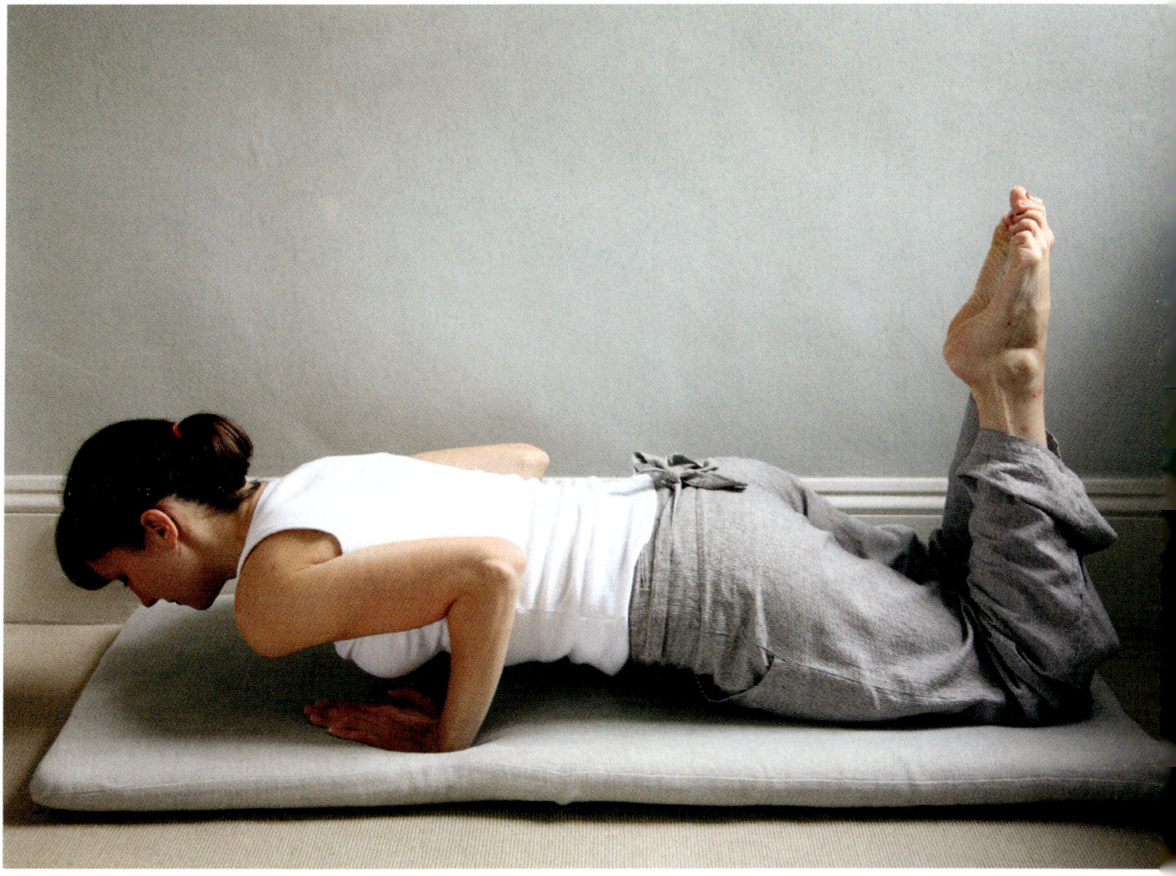

## Beweglichkeit des Unterkörpers

Dieser Test misst die Dehnbarkeit der Muskeln auf der Rückseite der Oberschenkel und im unteren Rückenbereich. Setzen Sie sich mit ausgestreckten, geschlossenen Beine auf den Boden. Ihr Rücken und Ihr Gesäß sollten eine Wand berühren. Strecken Sie sich nun langsam zu den Zehen, ohne den Hals zu überdehnen.

**Wie weit kommen Sie?**

- Bis zu den Knöcheln oder weiter (super)
- Zwischen Knie und Knöchel (gut)
- Bis zu den Knien (durchschnittlich)

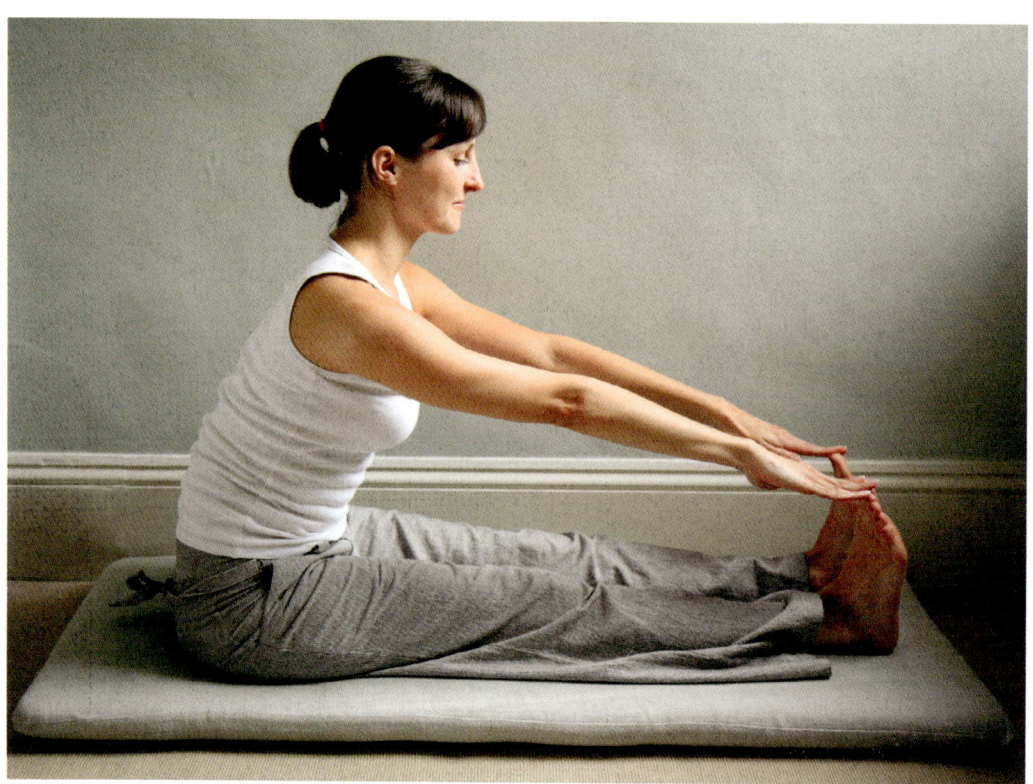

## Kraft des Unterkörpers

Stellen Sie sich an eine Wand und rutschen Sie daran herunter, bis sich Ihre Oberschenkel im rechten Winkel zum Boden befinden. Legen Sie die Hände auf die Oberschenkel, als würden Sie auf einem Stuhl sitzen. Pressen Sie den Rücken fest an die Wand.

**Wie lange schaffen Sie es?**

- 3 Minuten oder mehr (super)
- 90 Sekunden bis 3 Minuten (gut)
- unter 90 Sekunden (durchschnittlich)

# Was ziehe ich an?

Um sich im Alltag mehr zu bewegen, müssen Sie nicht unnötig Geld ausgeben, d. h., Sie brauchen keine Geräte und keine spezielle Kleidung. Grundsätzlich empfehlen sich locker sitzende Kleidung aus Baumwolle und bequeme Schuhe. Je aktiver Sie werden, desto wahrscheinlich ist es aber, dass Sie sich atmungsaktive Kleidung zulegen möchten, die extra für diesen Zweck entwickelt wurde.

## Kleider machen Leute

Hier sind ein paar Hinweise, wie Sie Ihr Geld am besten anlegen, wenn Sie Ihre Fitnessgarderobe erweitern wollen:

**Probieren Sie alles an.** Probieren Sie jedes Kleidungsstück vor dem Kauf an. Bewegen Sie sich darin, um festzustellen, dass es Sie nirgendwo einengt und dass es nicht scheuert. Achten Sie dabei vor allem auf die Nähte.

**Wenn Sie sich meistens in Innenräumen bewegen, sollten Sie dehnbare Stoffe wählen,** die einen Lycraanteil enthalten.

**Für Bewegung im Freien gilt das Zwiebelprinzip:** Mehrere dünne Schichten übereinander sind wärmer als ein einziger dicker Pullover, da die Luft zwischen den Schichten zusätzlich isoliert. Außerdem können Sie so nach und nach Kleidung ablegen, wenn Ihnen warm wird. Zusätzlich ist eine leichte Jacke aus atmungsaktivem Stoff sinnvoll.

**Achten Sie auf Materialien, die Schweiß nach außen ableiten, z. B. Membranstoffe oder Fleece.** Diese Kleidungsstücke sind zwar etwas teurer, aber sehr bequem. Außerdem lassen sie sich gut waschen und trocknen, deshalb sind sie ihren Preis wert. Reine Baumwolle hat ein tolles Tragegefühl, neigt aber dazu, Schweiß und Feuchtigkeit aufzusaugen, sodass sie feucht und kalt wird, wenn man sie länger trägt.

**Bei einigen Aktivitäten ist der Besuch im Fachgeschäft sinnvoll.** Zum Joggen oder Walken benötigen Sie lockere Jogginghosen oder enge Lycrahosen, ein T-Shirt und nahtlose Socken, um das Blasenrisiko zu verringern. Auch gute Laufschuhe sind unerlässlich (siehe nächste Seite). Radfahrer sollten sich einen guten Helm, Radlerhosen, eine Wasserflasche und ein Reparaturset kaufen. Wer im Dunkeln fährt oder läuft, sollte Reflektoren an der Kleidung anbringen.

**Ob Frauen einen großen Busen haben oder nicht, sie brauchen einen Sport-BH, wenn sie Powerwalking, Jogging oder eine ähnliche Sportart betreiben wollen.** Ohne ausreichende Stütze wird das empfindliche Brustgewebe bei diesen Aktivitäten bis aufs Äußerste gedehnt, was im Lauf der Zeit zu unschönen Hängebrüsten sowie zu Schmerzen im Rücken oder in den Schultern führen kann. Achten Sie darauf, dass Ihr Sport-BH richtig passt – ungefähr 85 Prozent aller Frauen tragen die falsche BH-Größe!

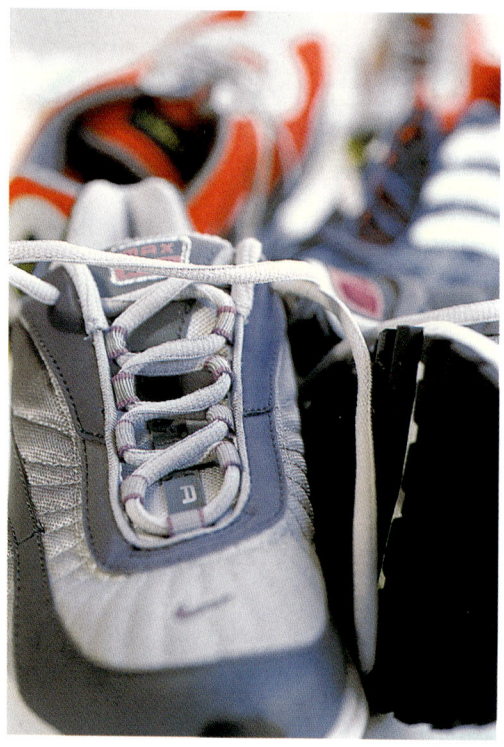

## Die Wahrheit über Turnschuhe

Wenn Sie nur für eine einzige Anschaffung Geld ausgeben wollen, kaufen Sie sich gute Schuhe. Viele trainieren in alten, ausgelatschten Schuhen, was im schlimmsten Fall zu Schäden des Laufapparats führen kann. Turnschuhe halten etwa von sechs Monaten bis zu einem Jahr, abhängig davon, wie oft und wofür man sie benutzt. Sie müssen jedoch kein Vermögen ausgeben. Studien haben ergeben, dass mittelpreisige Schuhe gut geeignet sind. Die Angestellten in den Fachgeschäften können Ihnen die richtigen Schuhe für Ihre Füße und die gewählte Aktivität empfehlen. Hier sind noch ein paar Tipps:

**Achten Sie darauf, dass die Sohlen noch Profil haben.** Wenn vom Profil nichts mehr zu sehen ist, wird es höchste Zeit für ein neues Paar Schuhe.

**Die meisten vernünftigen Turnschuhe haben herausnehmbare Einlegesohlen.** Prüfen Sie diese regelmäßig. Wenn sie abgenutzt sind, wird es ebenfalls Zeit, neue Schuhe zu kaufen.

**Nehmen Sie die alten Schuhe mit zum Kauf der neuen.** Das Fachpersonal kann anhand der Abnutzung viel über Ihren Laufstil erkennen.

**Kaufen Sie neue Schuhe immer am Nachmittag,** wenn Ihre Füße geschwollen sind. Da sie beim Trainieren sogar noch weiter anschwellen werden, sollten Sie bei der Anprobe zusätzlich dicke Socken tragen.

**Häufig macht man den Fehler, zu kleine Schuhe zu kaufen.** Das engt die Zehen ein und kann zu Prellungen an den Zehennägeln und an der Ferse führen. Turnschuhe sollten immer eine halbe Nummer größer sein als Ihre Straßenschuhe. Idealerweise sitzt die Ferse bequem im Schuh, und dieser sollte gerade eng genug sein, dass man beim Laufen nicht „herausschlappt" oder im Schuh rutscht.

## Braucht man funktionelles Schuhwerk?

In den letzten Jahren ist das Phänomen der „funktionellen Schuhe" aufgekommen, das den Markt für Sandalen und Turnschuhe, die mehr versprechen als nur Komfort und Stil, extrem angekurbelt hat. Wenn Sie abnehmen, Ihren Po in Form bringen oder sich einfach nur besser fühlen wollen, brauchen Sie laut Herstellerangaben nichts weiter zu tun, als deren Schuhe zu tragen. Funktioniert das wirklich? Einige liefern wissenschaftliche Belege für ihre Behauptungen, andere verbreiten nur heiße Luft. Wenn Sie Geld übrig haben und ein paar Extrakalorien verbrennen wollen, ohne etwas dafür zu tun, könnten funktionelle Schuhe etwas für Sie sein.

# Nützliche Hilfsmittel

Bevor Sie der Verlockung erliegen, Geld für allen möglichen Geräte auszugeben, sollten Sie noch einmal gut darüber nachdenken. Einer von Wissenschaftlern der Kansas State University durchgeführten Studie zufolge ließen die allermeisten Bauch-weg-Trainer z. B. sehr zu wünschen übrig. Eine Gruppe von 23 Männern und Frauen testete die gängigsten Geräte, während Elektroden die Stimulierung ihrer Bauchmuskeln maßen. Im Durchschnitt erzielten sie mit den zum Teil sehr teuren Geräten keine größeren Erfolge als mit ganz normalen Situps.

Anstatt also eine Menge Geld für unnütze Geräte auszugeben, können Sie diese auch durch ganz normale Haushaltsgegenstände ersetzen. Hier sind ein paar Vorschläge für „Sportgeräte", die Sie bestimmt zu Hause haben. Was fällt Ihnen sonst noch ein? Lassen Sie Ihre Fantasie spielen!

## Heimgeräte

- **Plastikflaschen** ergeben, mit Wasser oder Sand gefüllt, prima Hanteln. Variieren Sie die Flaschengröße für unterschiedliche Gewichte.
- **Eine Gartenbank** ist toll, um daran Stepups zu üben.
- **Ein Stuhl** kann beim Sofasport eingesetzt werden (siehe S. 62).
- **Lebensmitteldosen** sind ideal als kleinere Hanteln.
- **Ein Stück Wäscheleine** kann als Springseil dienen.
- **Brechstangen und Vorschlaghämmer** können Sie zum Krafttraining nutzen.
- **Treppen** ersetzen den Stepper.
- **Rasenmäher und Staubsauger** eignen sich zum Widerstandstraining.

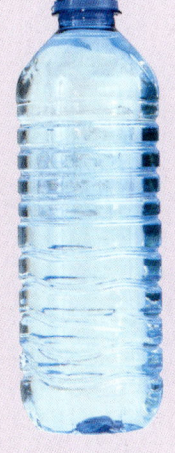

# Kapitel 2

Wir sind eine Generation von Arbeitstieren. Statistiken beweisen, dass sehr viele Europäer mindestens 48 Stunden pro Woche arbeiten; in einigen Ländern arbeitet einer von 25 sogar über 60 Stunden pro Woche! Die Zeit, die wir an unserem Schreibtisch (oder sonstigem Arbeitsplatz) verbringen, könnte unsere Gesundheit ernsthaft gefährden und setzt uns großem Stress aus. Oft sind wir zugleich unglücklich, inaktiv und setzen Pfund um Pfund an.

# Fitness am Arbeits-platz

# Sitzen Sie lange am Schreibtisch?

Einer australischen Studie zufolge trägt der Arbeitsplatz zunehmend eine Mitschuld an der Übergewichtsepidemie: Je länger die Menschen am Schreibtisch sitzen, desto eher neigen sie zum Dickwerden. Arbeitnehmer sitzen im Schnitt über drei Stunden am Tag, 25 Prozent von ihnen sogar über sechs Stunden. Männer sitzen im Durchschnitt 209 Minuten (20 Minuten länger als Frauen). Diese 20 Minuten der zusätzlichen Inaktivität scheinen sich negativ auf ihr Gewicht auszuwirken und führen zu einer höheren Übergewichtsquote.

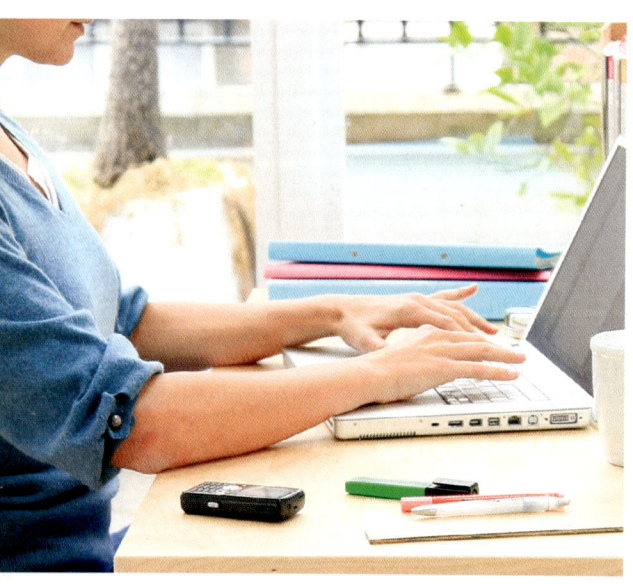

Viele „Schreibtischtäter" verbringen so viel Zeit am Schreibtisch, dass sie Gefahr laufen, eine tiefe Beinvenenthrombose zu entwickeln. Dabei können sich potenziell tödliche Blutgerinnsel bilden, die bis ins Herz, in die Lunge oder ins Gehirn gelangen können. Meist tritt diese Erkrankung bei Langstreckenflügen auf, bei denen Passagiere lange Zeit beengt sitzen müssen. Von 62 Menschen, die in Neuseeland mit Thrombosen in ein Krankenhaus kamen, hatten 34 Prozent zu lange an ihren Schreibtischen gesessen. Bei den meisten waren es 3 bis 4 Stunden, ohne zwischendurch aufzustehen, einige brachten es sogar auf unglaubliche 14 Stunden pro Tag!

Thrombosen sind nicht das einzige Gesundheitsrisiko. Zunehmende Leibesumfänge erdrücken die Arbeitenden regelrecht. Viele meinen, das konstante Zunehmen belaste nicht nur ihre Gesundheit, sondern beeinträchtige auch ihre geistigen Fähigkeiten.

Falls Sie noch mehr Motivation benötigen, denken Sie darüber nach, wie das Körpergewicht Ihre Jobchancen beeinflussen kann. Viele Arbeitgeber sind nämlich der Ansicht, Übergewicht schade der Produktivität und den Betroffenen mangele es an Selbstdisziplin.

Tatsächlich gibt es keinen Grund, sich nicht auch am Schreibtisch mehr zu bewegen. Und die beste Nachricht ist, dass es viele einfache Übungsmöglichkeiten gibt und Sie Ihre Mittagspause nicht im Sportstudio verbringen müssen.

# Zwölf Vorschläge, um sich am Arbeitsplatz mehr zu bewegen

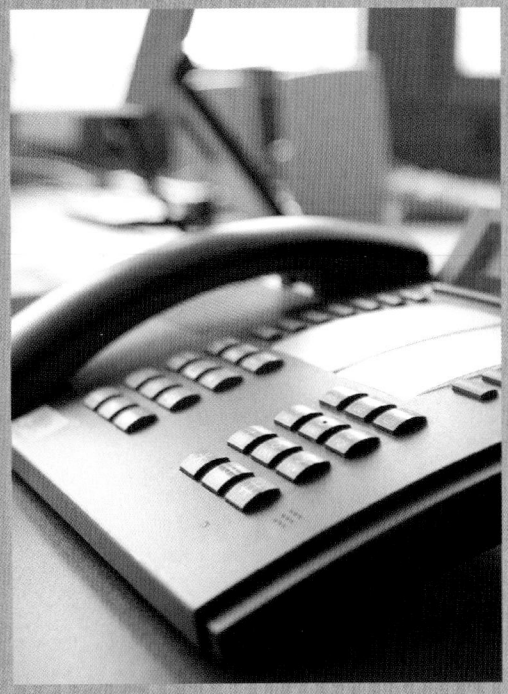

**1** Stehen Sie 30 Minuten früher auf und laufen Sie zur Haltestelle oder fahren Sie mit dem Rad zur Arbeit.

**2** Falls Sie sich doch für das Auto entscheiden (müssen), parken Sie am äußersten Ende des Parkplatzes.

**3** Machen Sie so oft wie möglich einige Schreibtischübungen (siehe S. 48), wenigstens ein paar pro Stunde.

**4** Überbringen Sie Ihren Kollegen wenn möglich Nachrichten persönlich.

**5** Nehmen Sie die Treppe anstelle des Fahrstuhls oder der Rolltreppe.

**6** Benutzen Sie die Toiletten, die am weitesten von Ihrem Schreibtisch entfernt sind.

**7** Stehen Sie beim Telefonieren auf und laufen Sie ggf. hin und her.

**8** Schlagen Sie Ihren Kollegen vor, das nächste Meeting bei einem Spaziergang abzuhalten. Die frische Luft regt die Kreativität an, und durch das Laufen werden Sie fitter.

**9** Drucken Sie Ihre Dokumente an einem möglichst weit entfernten Drucker aus.

**10** Essen Sie Ihr Mittagessen im Park und gehen Sie anschließend ein Stück spazieren.

**11** Führen Sie einen „e-mailfreien Freitag" ein. Sinn dieser Übung ist es, jeden Freitag auf interne E-Mails zu verzichten, sodass alle mehr umherlaufen müssen.

**12** Fragen Sie Ihren Arbeitgeber, ob es Pläne gibt, ihren Angestellten mehr Bewegung am Arbeitsplatz zu ermöglichen, z. B. Duschen für Leute, die mit dem Rad zur Arbeit fahren oder in der Mittagspause joggen wollen, oder einen Fahrradverleih usw.

# Schreibtischsport

Forschungen haben ergeben, dass seit dem Aufkommen der E-Mail Millionen Stunden lebenswichtiger Bewegung verloren gegangen sind. Während man früher persönlich zum Kollegen gegangen ist, um ihm eine Nachricht zu überbringen, drückt man heute nur noch ein paar Knöpfchen auf der Tastatur. In einer Umfrage gab fast die Hälfte aller Befragten zu, sogar dem Kollegen, der neben ihnen saß, eine Mail zu senden, um nicht mit ihm sprechen zu müssen.

Wenn man gerade nicht die Möglichkeit hat, laufen zu gehen, sind diese Schreibtischübungen eine gute Alternative. Im Idealfall sollten Sie mindestens zwei Übungen pro Stunde machen – alles ist besser, als die ganze Zeit in der gleichen Position zu sitzen. Atmen Sie beim Dehnen normal weiter.

## Oberschenkeldehnung

Diese Übung dehnt die Muskeln auf der Rückseite der Oberschenkel, die verkrampfen, wenn man zu lange still sitzt.

**1** Lehnen Sie sich in Ihrem Stuhl zurück und legen Sie die Hände unter den rechten Oberschenkel.

**2** Ziehen Sie das Knie zur Brust und strecken Sie dann das Bein so weit wie möglich nach vorn aus. Entspannen Sie sich und wiederholen Sie das Ganze mit der anderen Seite.

3–5 Wiederholungen pro Bein

## Beckenbodentraining

Diese Übung umfasst nur eine ganz kleine Bewegung, ist aber ein äußerst effektives Training für die Beckenbodenmuskulatur, die für einen gesunden Unterleib wichtig ist.

Setzen Sie sich aufrecht auf Ihren Stuhl. Spannen Sie die Bauchmuskeln an und ziehen Sie Ihr Schambein nach oben.

20 Wiederholungen

## Nach oben dehnen

Dies ist die perfekte Übung zum Abbau von Stress und Anspannung im ganzen Körper.

**1** Stehen Sie aufrecht mit den Füßen schulterbreit auseinander. Stellen Sie sich auf die Zehenspitzen und strecken Sie die Arme nach oben.

**2** Strecken Sie abwechselnd jede Hand so weit nach oben wie möglich. Halten Sie die Position fünf Sekunden.

5 Wiederholungen auf jeder Seite

## Kopf beugen

Durch die Arbeit am Computer und das Einklemmen des Telefonhörers verkrampfen die Nackenmuskeln häufig. Mit dieser Übung tun Sie etwas dagegen.

Beugen Sie den Kopf langsam so weit wie möglich nach rechts, dann nach links, nach vorn und schließlich nach hinten.

2 Wiederholungen

## Selbstumarmung

Diese Übung dehnt die Rücken- und Schulter-muskeln.

Überkreuzen Sie die Arme vor der Brust und versuchen Sie, so weit wie möglich nach hinten zu greifen. Halten Sie diese Position zehn Sekunden lang.

Entspannen Sie sich und wieder-holen Sie das Ganze, indem Sie nun den anderen Arm nach oben nehmen.

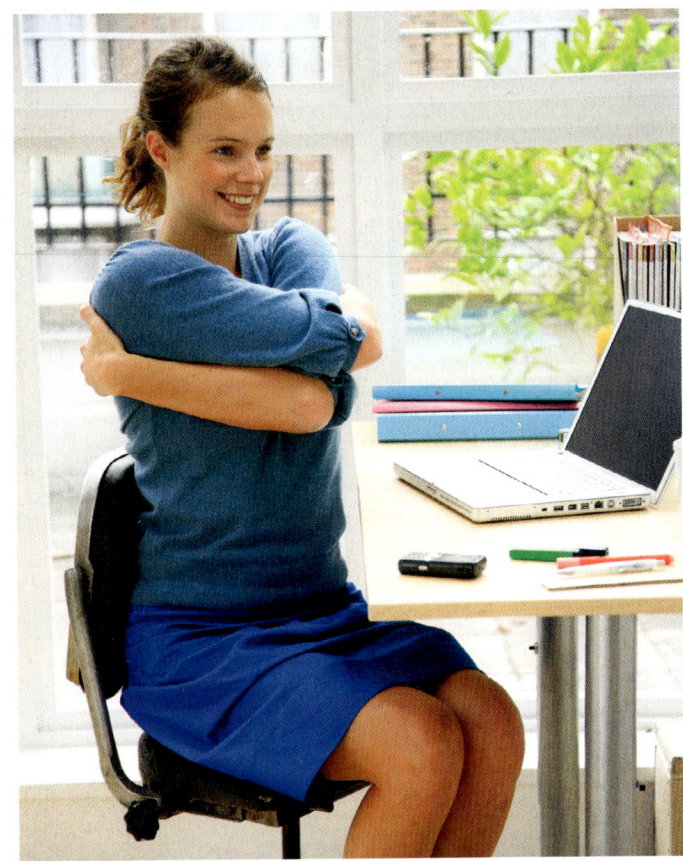

## Fußübungen

Einfache Bewegungen wie das Kreisen der Füße oder das Wackeln mit den Zehen verhindern, dass sich Blut in den Füßen sammelt und dann mühsam wieder aufsteigen muss – eine der Hauptursa-chen für die Entstehung von Blutgerinnseln.

## Brustdehnung

Wenn die Brustmuskeln verkrampft oder verkürzt sind, weil man stundenlang über den Schreibtisch oder das Lenkrad gebeugt sitzt, kann es zu Problemen kommen. Mit dieser Übung dehnen Sie die Muskeln wieder.

**1** Sie sitzen gerade, die Füße hüftbreit auseinander, die Ellbogen eng am Körper. Die Hände liegen mit den Handflächen nach oben auf den Knien. Atmen Sie langsam ein und aus, der Hals bleibt entspannt.

**2** Atmen Sie wieder ein und drehen Sie nun die Unterarme nach außen (die Ellbogen bleiben an den Seiten), um die Brust zu öffnen. Heben Sie nicht die Schultern. Atmen Sie wieder aus.

5 Wiederholungen

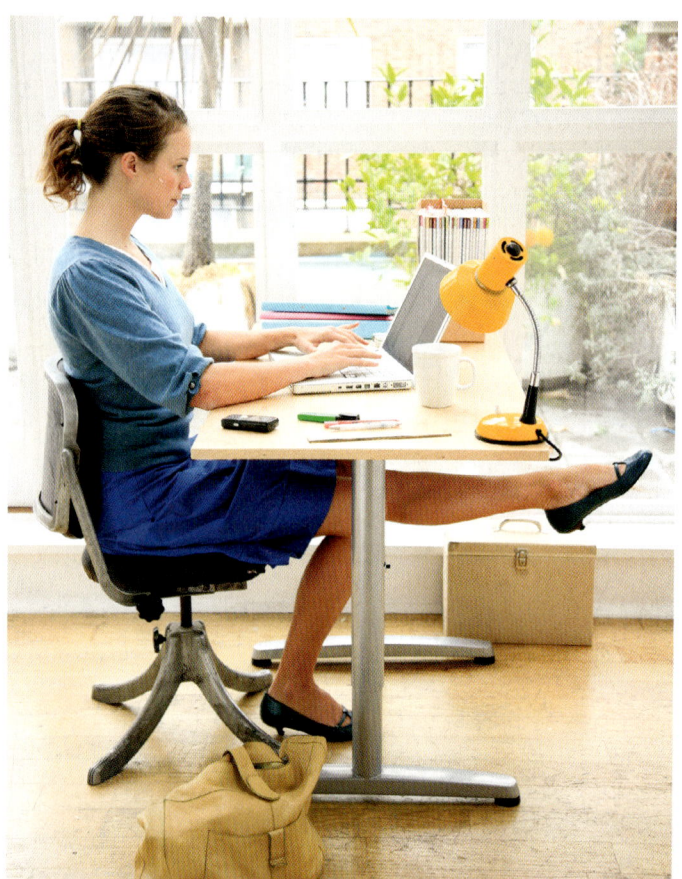

## Beine strecken

Diese Übung kräftig die Beine, und Sie können sie unbemerkt unter dem Schreibtisch machen.

**1** Heben Sie einen Fuß etwa zweieinhalb Zentimeter an.

**2** Heben Sie nun den Fuß weiter an und strecken Sie das Bein aus, bis Knie und Zehen eine Linie bilden. Senken Sie das Bein wieder, es soll aber nicht den Boden berühren.

12 Wiederholungen, dann Bein wechseln

## „Telefonmuskel" dehnen

Über die Hälfte aller Büroangestellten, die mehr als zwei Stunden am Tag am Telefon sind und gleichzeitig mit dem Computer arbeiten, klagt nach aktuellen Erkenntnissen über Nackenschmerzen. Das Einklemmen des Telefonhörers führt zu einer Kompression der Nackenwirbel und zu einer Verspannung der Schultermuskulatur. Im Lauf der Zeit entstehen Muskelungleichgewichte und Haltungsschäden im Nacken, in den Schultern und im oberen Rücken. Langfristig kann die Fehlhaltung gar zu osteoarthritischen Veränderungen, z. B. Kalkablagerungen, in den Schultergelenken führen. Kleine Dehnungen nach dem Telefonieren können das verhindern.

**1** Ziehen Sie das Kinn an und beugen Sie das rechte Ohr zur rechten Schulter. Lassen Sie die linke Schulter sinken.

**2** Legen Sie die rechte Hand an die linke Seite des Kopfes und ziehen Sie den Kopf ganz sanft. Sehen Sie dabei nach unten, sonst beanspruchen Sie die Nackenmuskeln zu sehr. 30 Sekunden halten.

Auf der anderen Seite wiederholen

## Handgelenk beugen und überdehnen

Einer von 50 Menschen leidet unter dem RSI-Syndrom („Mausarm"), wodurch jährlich 5,4 Millionen Arbeitstage verloren gehen. Diese sehr schmerzhafte Erkrankung bahnt sich langsam an und entsteht durch die Schwellung des Gewebes in oder nahe am sogenannten Karpaltunnel, einem schmalen Kanal im Handgelenk. Durch die Schwellung wird Druck auf den Mittelarmnerv ausgeübt, was zu Schmerzen, Kribbeln, Taubheit und Schwäche führen kann.

**1** Für die Beugung drücken Sie die rechte Hand vorsichtig mit der linken Hand in Richtung Unterarm. Halten Sie die Position drei bis fünf Sekunden, bevor Sie das Ganze mit der anderen Seite wiederholen.

5 Wiederholungen auf jeder Seite

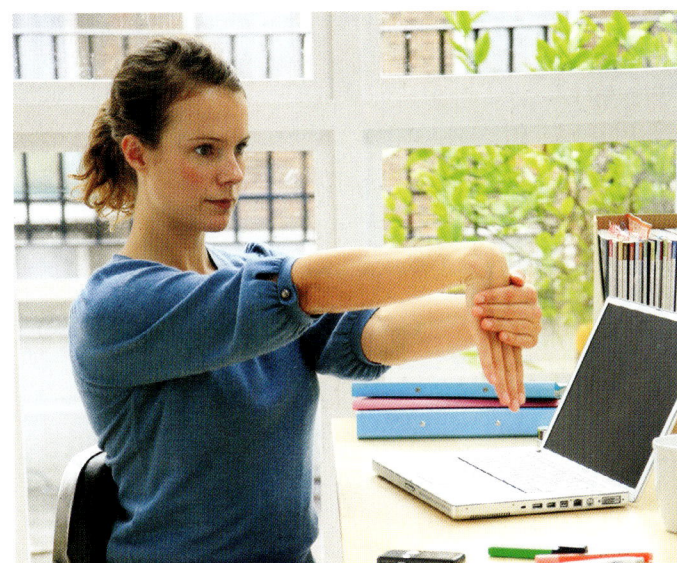

**2** Für die Überdehnung ziehen Sie die rechte Hand vorsichtig mit der linken Hand nach hinten. Halten Sie die Position drei bis fünf Sekunden, bevor Sie das Ganze mit der andere Seite wiederholen.

5 Wiederholungen auf jeder Seite

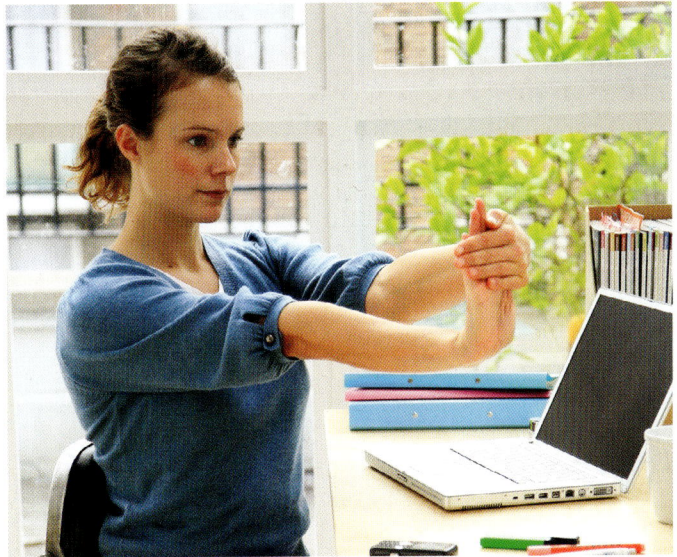

## Seitbeugen

Diese Übung kräftigt und dehnt die Bauchmuskeln.

**1** Setzen Sie sich hin, die Füße sind auf dem Boden, die Hände hängen an den Seiten.

**2** Beugen Sie sich so weit zur Seite, wie es angenehm ist. Ihre Hand streckt sich zum Boden oder berührt ihn. Halten Sie die Position drei bis fünf Sekunden, bevor Sie sich wieder aufrichten. Spannen Sie dabei die Bauchmuskeln an.

5 Wiederholungen auf jeder Seite

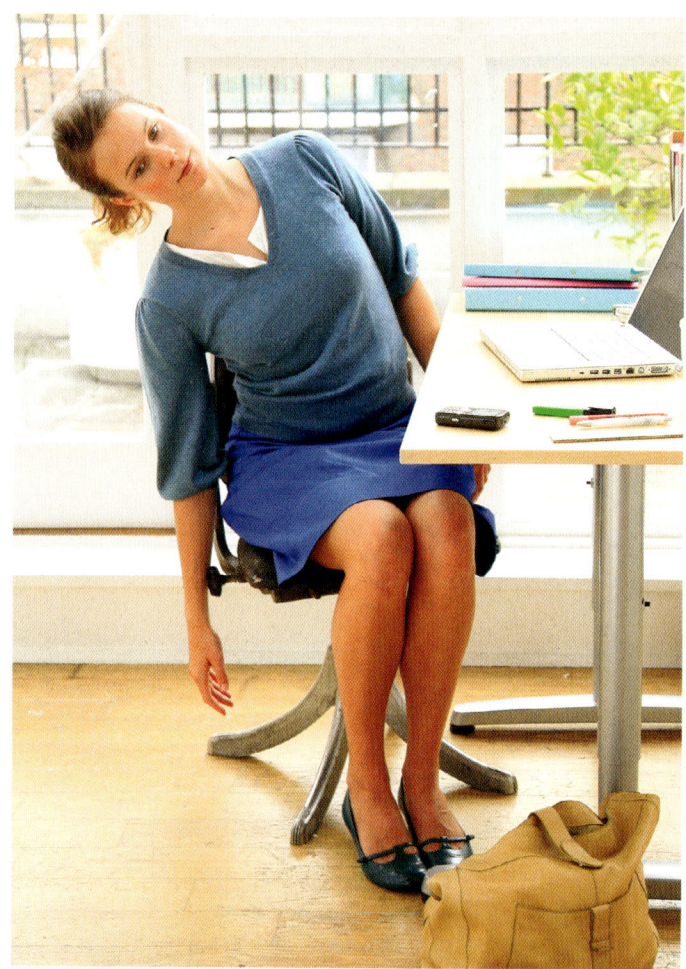

## Zum Schluss eine Entspannungsübung

Hier ist eine Entspannungsübung, wenn Sie müde oder gestresst sind. Sie brauchen nur einen ruhigen Ort zum Sitzen.

**1** Schließen Sie die Augen und atmen Sie tief durch die Nase ein. Zählen Sie dabei bis fünf.

**2** Atmen Sie durch den Mund aus; zählen Sie dabei wieder bis fünf. Konzentrieren Sie sich ganz auf Ihre Atmung und lassen Sie allen Stress und Lärm an sich abprallen.

Atmen Sie auf diese Weise fünf Minuten weiter.

# Bürofitness in der Zukunft

Wahrscheinlich glauben Sie, es sei unmöglich, bei der Arbeit Kalorien zu verbrennen, weil Sie fast den ganzen Tag am Computer sitzen. Im Büro der Zukunft könnte das jedoch ganz anders aussehen. Anstatt am Schreibtisch zu sitzen, arbeiten Sie im Stehen. Und anstatt zu stehen, gehen Sie auf einem Laufband. Meetings werden abgehalten, während Sie auf einer simulierten Tartanbahn ihre Runden drehen.

Das mag sich zu futuristisch anhören, um wahr zu sein, Wissenschaftler an der Mayo-Klinik haben jedoch herausgefunden, dass man normale Büroarbeiten verrichten kann, während man sehr langsam auf einem Laufband läuft. Zusätzlich werden dabei etwa 120 kcal pro Stunde verbrannt. Ein speziell entwickelter, senkrechter Arbeitsplatz ermöglicht es, einen Computer zu bedienen und dabei auf dem integrierten Laufband mit 2 Kilometer pro Stunde zu gehen.

## Wahres Multitasking

Der von Professor James Levine und seinen Kollegen entwickelte Arbeitsplatz steht auf vier Gummirädern, sodass er leicht bewegt werden kann. Neben Computer, Tastatur und Maus gibt es sogar Platz, um Blumen, Stifte und eine Kaffeetasse unterzubringen. In der Studie gelang es den Testpersonen, zu telefonieren, E-Mails abzufragen oder zu tippen, während sie liefen. Laut Levine könnte man durch die Nutzung des Platzes an drei Tagen pro Woche ein Kilogramm im Monat abnehmen.

Es wird wahrscheinlich nicht mehr allzu lang dauern, bis zukunftsorientierte Unternehmen in diese Art Arbeitsplatz investieren. In der Zwischenzeit sollten Sie daran denken, beim Telefonieren aufzustehen und so oft wie möglich im Büro umherzulaufen.

## Trainieren Sie es ab

Falls Sie denken, Ihr **Kaffee** vor der Arbeit sei figurfreundlich, haben Sie sich getäuscht. Der Cappuccino, den Sie auf dem Weg zur Arbeit rasch kaufen, hat gut 180 kcal und 9 g Fett. Ist noch Karamell dabei, können Sie die Kalorienbilanz leicht verdoppeln. Um diese 180 kcal wieder abzuarbeiten, müssen Sie Folgendes tun:

- 1 Stunde 40 Minuten am Schreibtisch sitzen und tippen
- 45 Minuten Laub harken
- 40 Minuten Kinderwagen schieben (mit Baby oder Kleinkind darin)
- 40 Minuten mit den Kindern Fangen spielen
- 35 Minuten voll bekleidet Treppen hinauf- und hinabsteigen
- 35 Minuten tanzen
- 15 Minuten zum Supermarkt und zurück laufen und dabei die Einkaufstüten tragen

# Trainieren Sie den Stress weg

Stress im Büro ist in vielen Beziehungen ungesund und kann Sie dick machen. Amerikanische Wissenschaftler haben untersucht, wie 60 Frauen auf den Stress in ihrem Leben reagierten. Dabei fanden sie heraus, dass die Frauen umso mehr Fett am Bauch ablagerten, je mehr Stress sie hatten. Experten sehen dafür das Hormon Cortisol verantwortlich, das bei Stress produziert wird. Gemäß ihrer Theorie sorgt ein hohes Niveau an Stresshormonen für die Ablagerung von Fett, vor allem an der Bauchwand.

Das könnte einer der Gründe sein, warum Menschen, die unter chronischem Stress auf der Arbeit leiden, eher dazu neigen, Herzkrankheiten und Diabetes zu entwickeln. In einer britischen Studie wurde das Stressniveau von 10.000 Beamten zwischen 35 und 55 Jahren aus 20 verschiedenen Regierungsabteilungen untersucht. Dabei fanden die Forscher heraus, dass diejenigen, die über den meisten Stress klagten, am ehesten unter Risikofaktoren litten, die Herzkrankheiten und Diabetes begünstigten, nämlich unter Übergewicht am Bauch, erhöhten Cholesterinwerten und hohem Blutdruck.

Wie bekämpft man Stress am besten? Durch Bewegung. In Großbritannien hält die Mental Health Foundation Hausärzte dazu an, Patienten, die unter Stress und leichten bis mittleren Depressionen leiden, Bewegung zu verschreiben. In einer Studie fand man nämlich heraus, dass bei Bewegung verstärkt Phenyl-ethylamin (das in der Struktur den Amphetaminen ähnelt) freigesetzt wird, was für eine Verbesserung der Stimmung sorgt.

Wie wir bereits gelernt haben, ist jede Form von Bewegung hilfreich. Oft reicht es schon aus, etwas Positives zu tun, anstatt hinter dem Schreibtisch zu sitzen, um die Stimmung zu heben. Bewegung lindert aber auch körperliche und geistige Anspannung. Wie viel man tun muss, ist unterschiedlich. Viele fühlen sich aber bereits nach ein paar Minuten, etwa nach einem kurzen Spaziergang, besser, wenn sie ihn regelmäßig machen. Ein 20-minütiger Spaziergang ist vergleichbar mit den Erfolgen, die man durch einen Stressmanagementkurs erzielen kann.

## Es zahlt sich aus, eine aktive Pause einzulegen

Wann immer Sie also das Gefühl haben, bei der Arbeit ins Schwimmen zu geraten, kann es eine gute Idee sein, nicht noch einen Kaffee zu trinken, sondern sich zu bewegen. Forscher haben bewiesen, dass sich sehr beschäftigte Arbeitnehmer, die sich trotzdem zwischendurch bewegen, produktiver fühlen. Sie neigen auch weniger dazu, sich aufzuregen und den Kollegen anzuschreien.

In einer Studie wurden 200 Angestellte drei verschiedener Arbeitgeber (einer Universität, einer Computerfirma und einer Lebensversicherung) aufgefordert, einen Fragebogen über ihre Leistung und ihre Stimmung an Tagen mit und ohne Bewegung auszufüllen. Es stand ihnen frei, sich in irgendeiner Form zu bewegen – z. B. spazieren zu gehen oder Yoga zu machen. Die meisten verbrachten in ihrer Mittagspause 30 bis 60 Minuten damit, aktiv zu sein und sich sportlich zu betätigen.

Sechs von zehn gaben an, an den aktiven Tagen insgesamt um gut 15 Prozent leistungsfähiger zu sein. Dabei kam es weder auf die Art der Bewegung noch auf ihre Dauer an. Entscheidend war lediglich, *dass* sie etwas taten.

## Wussten Sie schon?

Sich auf den Stuhl zu „lümmeln", ist für Ihre Haltung und Ihre Stützmuskulatur äußerst ungesund. Mit einigen Bürostühlen trainieren Sie aber quasi schon beim Arbeiten.

- Sattelstühle sind ein gutes Beispiel dafür. Sie sind ergonomisch so entwickelt worden, dass die Wirbelsäule beim Sitzen ihre natürliche Form annehmen kann. Gleichzeitig werden die Stützmuskulatur gestärkt und die Schultern entlastet. Studien zufolge erzielten Personen auf diesen Stühlen eine deutlich höhere Leistungsfähigkeit als auf normalen Stühlen.

- Auch das Sitzen auf einem Fitnessball hat Vorteile. Durch die Instabilität der Sitzfläche müssen Ihre Bauchmuskeln ständig arbeiten, um Sie aufrecht zu halten. Physiotherapeuten empfehlen jedoch, sich relativ langsam an das Sitzen auf dem Ball heranzutasten, weil sich die Stützmuskulatur erst einmal an die zusätzliche Arbeit gewöhnen muss.

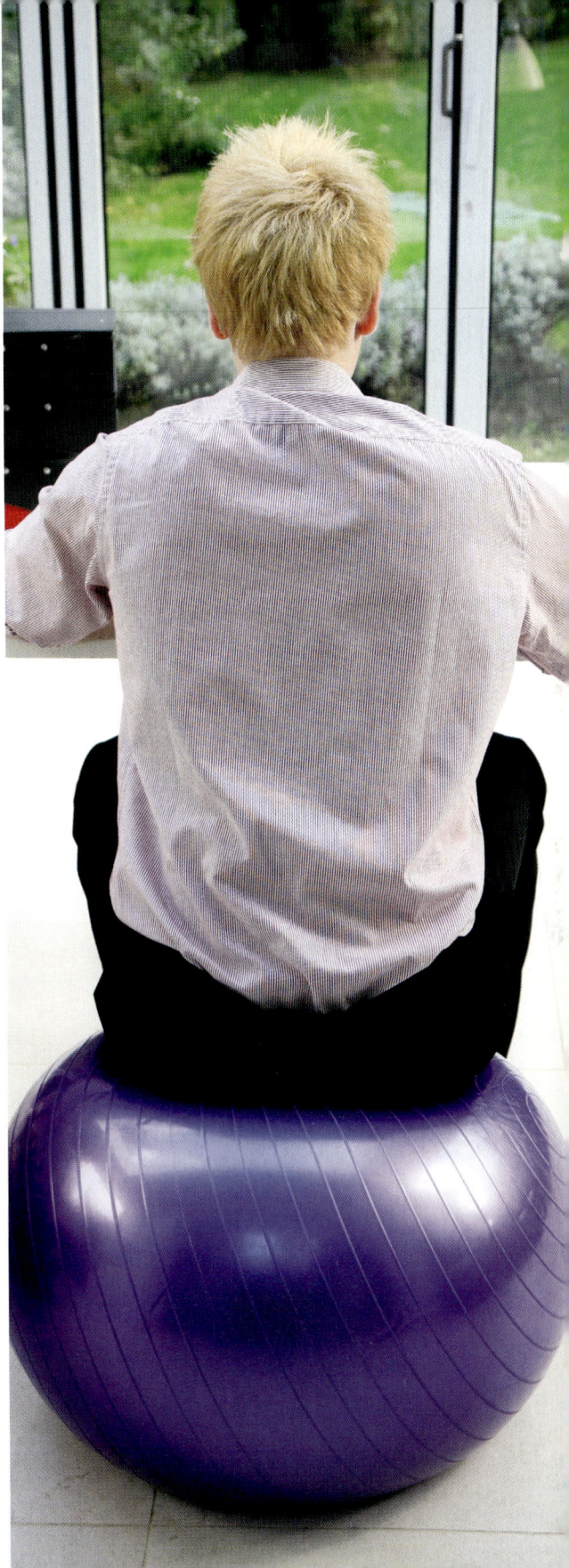

# Kapitel 3

Die Hausarbeit scheint niemals enden zu wollen. Gerade ist man mit der Gartenarbeit fertig, da müssen das Auto gewaschen oder der Hund Gassi geführt werden. Sie können die Tretmühle der Hausarbeiten aber auch als Gelegenheit zum Ganzkörpertraining ansehen. Jeder Muskel wird beansprucht, und viele der Arbeiten trainieren auch Herz und Lunge. Zu Hause ist also der beste Ort, mit Bewegung im Alltag anzufangen.

# Fitness
# zu Hause

# Hausarbeitstraining

Selbst in Zeiten von Putzfrauen und Haushaltshelfern wie Staubsauger, Geschirrspüler und Waschmaschine verbringt die Frau (und so mancher Mann) laut einer Umfrage durchschnittlich 12,8 Stunden pro Woche mit dem Putzen. Das hört sich nicht gerade toll an, bis man sich vor Augen hält, dass Staubwischen, Staubsaugen und Fußbödenschrubben gemäß einiger Studien genauso effektiv sind, um sich in Form zu bringen, wie im Fitnessstudio Gewichte zu stemmen.

Im Zuge einer deutschen Studie stellte sich etwa heraus, dass man beim Fensterputzen in 35 bis 40 Minuten 250 kcal verbrennt, beim Bügeln 210 kcal und beim Autowaschen sogar 330 kcal. Vergleichen Sie das einmal mit Übungen, die man im Fitnessstudio macht: Fährt man zehn Minuten lang Fahrrad, verbrennt man dabei nur 50 bis 60 kcal.

Hausarbeit eignet sich auch wunderbar zur Stärkung des Immunsystems und in der Folge zur Abwehr einiger Krankheiten. Von 413.000 Menschen, die man in zehn europäischen Ländern einer Studie unterzog, erkrankten diejenigen am seltensten an Dickdarmkrebs, die am häufigsten zu Hause den Besen schwangen. Andere Studien ergaben eine um 30 Prozent niedrigere Gebärmutterkrebsrate bei Frauen, die täglich Hausarbeit verrichteten. Auch Frauen mit Brustkrebs überlebten länger. Australischen Untersuchungen zufolge verringern einfache Hausarbeiten wie Bügeln, Abwaschen und

> ## Wussten Sie schon?
> Wenn Sie unter Rückenschmerzen leiden, gibt es ein paar einfache Tricks, damit Hausarbeit nicht so belastend ist.
>
> - Beugen Sie sich bei den Arbeiten nicht nach vorn, sondern hocken bzw. knien Sie sich stattdessen hin.
>
> - Aufrecht Staub zu saugen ist das beste für Ihren Rücken. Halten Sie den Staubsauger nah am Körper und machen Sie kurze Bewegungen.
>
> - Stellen Sie sicher, dass Sie beide Seiten des Betts gut erreichen können, damit Sie sich beim Beziehen nicht verrenken müssen. Knien oder hocken Sie sich dazu wieder hin.
>
> - Machen Sie zwischendrin Pausen. Wechseln Sie öfter die Position und dehnen Sie sich.

Wäschewaschen das Risiko, an Herzkrankheiten oder Diabetes zu erkranken. Offensichtlich senken diese Arbeiten auch den Blutzuckerspiegel; bei Diabetikern und Menschen mit Herzerkrankungen ist dieser meist zu hoch.

## Staub wischen

Falls Sie viele hohe Regale wischen oder vorher abräumen müssen, ist der Nutzen dieser Übung noch größer. Die meiste Arbeit machen Sie beim Dehnen mit dem Staubwedel – Sie bewegen Ihre Arme, die Schultern und die Brustmuskeln. Müssen Sie Messingstücke polieren, setzen Sie außerdem die Muskeln in den Unterarmen, den Bizeps und den Trizeps ein. Wechseln Sie dabei gelegentlich die Hände, um ein muskuläres Ungleichgewicht zu verhindern.

*Kneifen Sie beim Staubwischen die Pobacken zusammen (siehe S. 136). Das macht Ihr Gesäß schön knackig.*

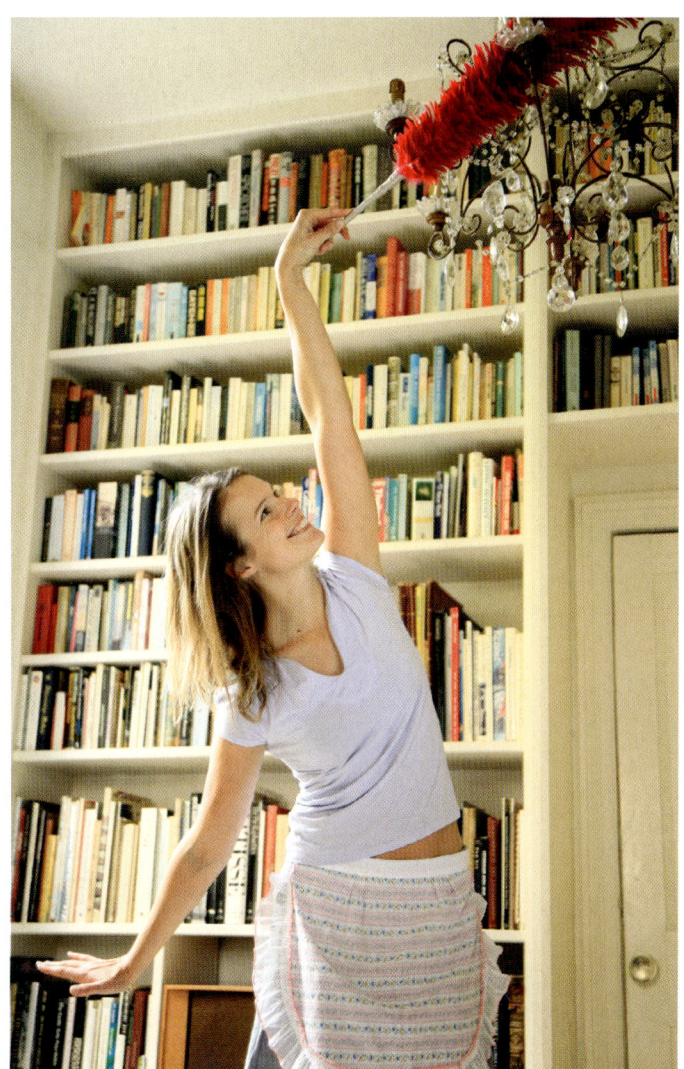

## Waschen und bügeln

Denken Sie daran, sich beim Beladen der Waschmaschine hinzuhocken, anstatt sich herunterzubeugen. Das trainiert die Muskeln in den Oberschenkeln und im Gesäß. Beim Aufhängen der Wäsche kommen wieder die Arm- und Schultermuskeln zum Einsatz, und das Bügeln trainiert den ganzen Oberkörper. Achten Sie beim Bügeln auch darauf, die Hand zu wechseln, und stellen Sie das Bügelbrett auf die richtige Höhe ein, weil Sie sonst Ihren Rücken zu sehr belasten.

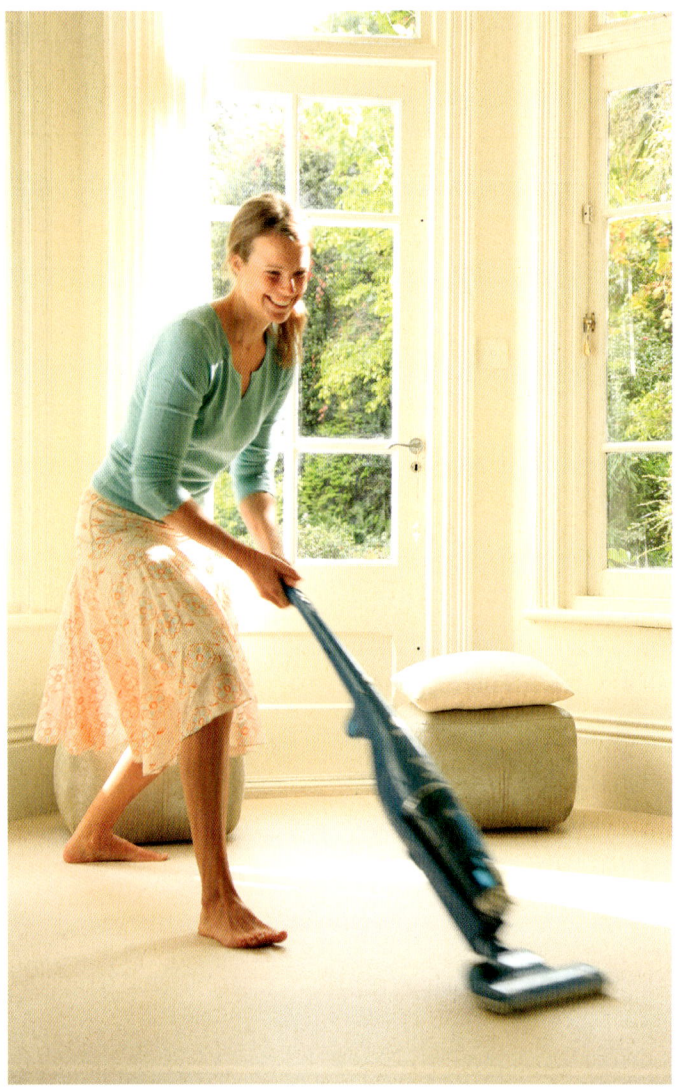

## Staub saugen

Dies ist ein gutes Widerstandstraining. Machen Sie zu Beginn ein paar Kniebeugen, falls Sie einen Standstaubsauger haben:

**1** Stellen Sie sich einen Schritt vom Sauger entfernt hin. Die Füße stehen hüftbreit auseinander. Stabilisieren Sie sich am Griff des Staubsaugers.

**2** Halten Sie den Rücken gerade und beugen Sie die Knie. Strecken Sie das Gesäß heraus und spüren Sie, wie Ihre Beine beim Absenken arbeiten. Halten Sie die Position kurz und richten Sie sich dann wieder auf.

10–15 Wiederholungen

*Lassen Sie beim Staubsaugen Ihre Armmuskeln arbeiten, indem Sie den Staubsauger kräftig schieben und zurückziehen. Beim Schieben nutzen Sie den Bizeps auf der Vorderseite der Arme sowie Ihre Schulter- und Brustmuskeln. Beim Ziehen kommt der Trizeps auf der Rückseite der Arme zum Einsatz. Versuchen Sie, das ganze Haus auf einmal zu saugen, anstatt nach jedem Zimmer eine Pause zu machen. Verändern Sie die Einstellung am Staubsauger, sodass die Bürste den größten Widerstand erfährt und das Saugen schwerer wird. Das bringt Sie in Schwung.*

## Auto waschen

Die Wäsche von Hand dauert zwar länger als eine Fahrt durch die Waschanlage, ist aber beim Kalorienverbrauch unschlagbar! Beim Schrubben und Polieren trainieren Sie Ihre gesamten Oberkörpermuskeln, genau wie beim Saugen und Saubermachen des Wageninneren. Das Heben der Putzwassereimer ist ein gutes Krafttraining. Ein Schlauch mindert den Effekt etwas. Bedenken Sie, dass das Waschen von Kraftfahrzeugen nur auf genehmigten Waschplätzen erfolgen darf.

## Aufwischen

Machen Sie zu Beginn ein paar Ausfallschritte mit dem Wischmopp als Stütze. Als das American Council on Exercise eine Studie in Auftrag gab, die beste Übung für den Unterkörper herauszufinden, erwies sich der Ausfallschritt als ideal für die Beine und das Gesäß:

**1** Drücken Sie den Mopp senkrecht zu Boden.

**2** Halten Sie ihn mit beiden Händen und machen Sie dann mit dem rechten Bein einen großen Schritt nach vorn – Ihr rechtes Knie sollte sich dabei über der rechten Ferse befinden, das hintere Bein ist im Knie leicht gebeugt. Senken Sie die Hüfte und das linke Knie ab.

Halten Sie die Position fünf Sekunden, bevor Sie in die Ausgangsposition zurückkehren und das Ganze mit dem anderen Bein wiederholen.

*Legen Sie sich beim Wischen richtig ins Zeug. Spannen Sie beim Arbeiten die Bauchmuskeln an, aber vergessen Sie nicht zu atmen! Heben Sie den Putzeimer immer mit beiden Händen an, damit keine Körperseite zu stark beansprucht wird.*

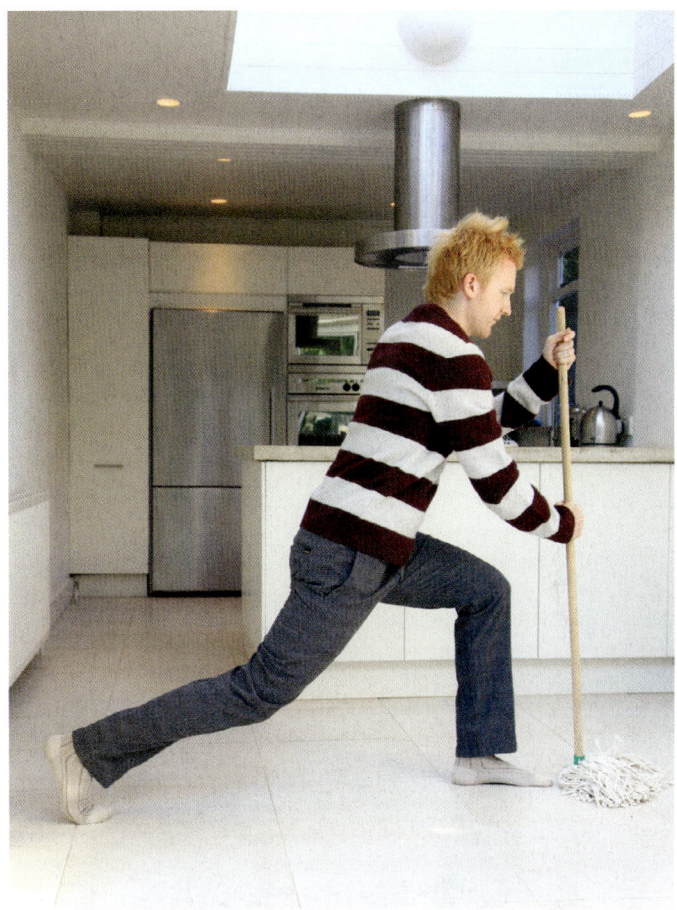

## Fenster putzen

Die Größe und Position Ihrer Fenster hat natürlich großen Einfluss auf die Wirksamkeit dieser Übung. Sind diese sehr hoch oder groß und zwingen Sie dazu, immer wieder auf einen Stuhl oder eine Leiter zu steigen, umso besser. Machen Sie das Ganze ein bisschen schwieriger, indem Sie sich weiter strecken, um Ihre Rücken- und Schultermuskeln kräftig arbeiten zu lassen. Vermeiden Sie es aber, die Wirbelsäule zu verdrehen, weil das den unteren Rücken sehr belastet. Falls es Ihnen auf diese Weise schwerfällt, gehen Sie etwas näher an das Fenster heran, damit die großen Muskelgruppen mehr arbeiten müssen. Stellen Sie Ihren Putzeimer nicht direkt neben sich, sondern platzieren Sie ihn so, dass Sie sich danach strecken müssen.

# Sofasport

Lassen Sie sich ruhig auf das Sofa fallen und greifen Sie nach der Fernbedienung, wenn Ihnen danach ist. Machen Sie das aber zu oft, sind „quadratische Augen" Ihre geringste Sorge. Einer Umfrage zufolge sind wir zu einer Generation von Stubenhockern geworden und verbringen im Schnitt unglaubliche 14 Jahre unseres Lebens auf der Couch vor der Flimmerkiste!

Und nicht nur unsere Taille leidet unter dieser Gewohnheit: Wissenschaftler der Weltgesundheitsorganisation (WHO) haben festgestellt, dass unser bewegungsarmer Lebensstil gesundheitsschädigender ist als das Rauchen! Während Rauchen in Europa für etwa 9 Prozent aller chronischen Krankheiten verantwortlich ist, liegt die Quote bei Inaktivität gepaart mit schlechter Ernährung bereits bei 10 Prozent

Andere Studien, die von Physiotherapeuten durchgeführt wurden, belegen, dass wir später nahezu unweigerlich Rückenprobleme bekommen, wenn wir die ganze Zeit mit einer zum C gekrümmten Wirbelsäule auf dem Sofa sitzen, was die meisten Menschen über weite Strecken tun.

Aber keine Sorge – Ihr Sofa oder der Sessel lassen sich in null Komma nichts zum Sportplatz umfunktionieren, und das geht so:

## Bevor es losgeht

Die meisten der Übungen können Sie auf dem Sofa oder dem Sessel machen, für einige benötigen Sie aber einen stabileren Stuhl. Denken Sie immer daran, sich langsam und kontrolliert zu bewegen – ruckartige Bewegungen oder zu starke Dehnungen schädigen die Muskeln und Gelenke und sind deshalb eher kontraproduktiv.

Um zusätzlichen Widerstand zu haben, können Sie für einige der Übungen Gewichte verwenden, etwa zwei Konservendosen, gefüllte Wasserflaschen oder sogar mit Münzen gefüllte Socken. Alle funktionieren genauso gut wie die kleinen Hanteln, die Ihnen im Fitnessstudio zur Verfügung stehen.

Beginnen Sie jede Übung aufrecht sitzend, mit den Füßen fest auf dem Boden. Ihr Rücken sollte ganz gerade sein, also strecken Sie Ihre Wirbelsäule und spannen Sie die Bauchmuskeln an. Entspannen Sie Ihre Schultern, halten Sie den Kopf gerade und lassen Sie Ihre Arme zwischen den Übungen zur Entspannung locker an den Seiten herabbaumeln.

## Aufwärmen

Machen Sie zu Beginn mindestens fünf Minuten lang Dehnübungen. Setzen Sie sich auf den Boden und strecken Sie die Arme nach hinten, nach vorn und zu den Seiten. Auf dem Sofa machen Sie dann folgende Aufwärmübungen:

### Arme schwingen

Schwingen Sie Ihre Arme im großen Bogen viermal nach vorn und nach oben.

### Ausschütteln

Schütteln Sie Ihre Hände achtmal vor dem Körper, achtmal über dem Kopf und achtmal zur Seite hin aus. Wippen Sie gleichzeitig mit den Zehen und Fersen.

### Kopf drehen

Drehen Sie Ihren Kopf vorsichtig nach rechts, wieder nach vorn, nach links und wieder nach vorn.

4 Wiederholungen

### Schultern rollen

Rollen Sie Ihre Schultern viermal vorwärts und viermal rückwärts. Bleiben Sie dabei aufrecht sitzen.

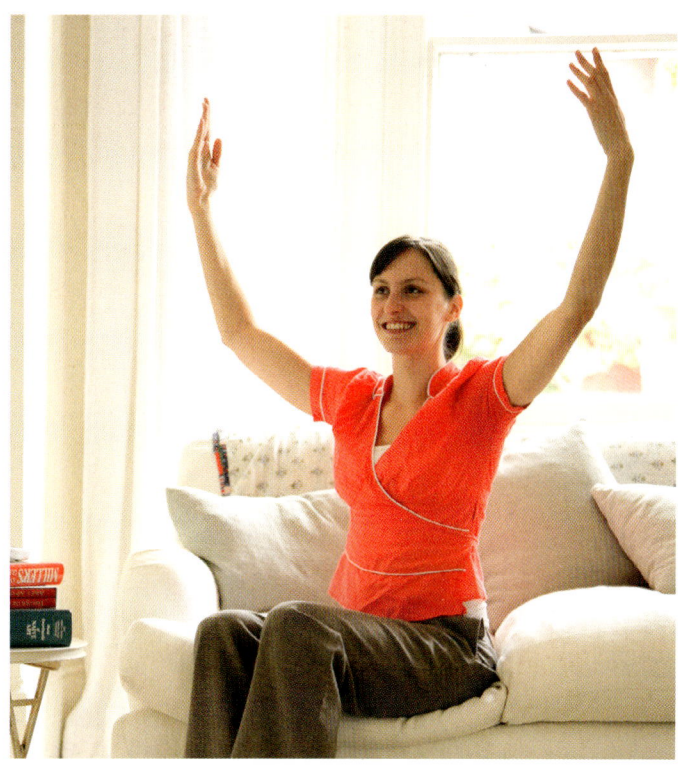

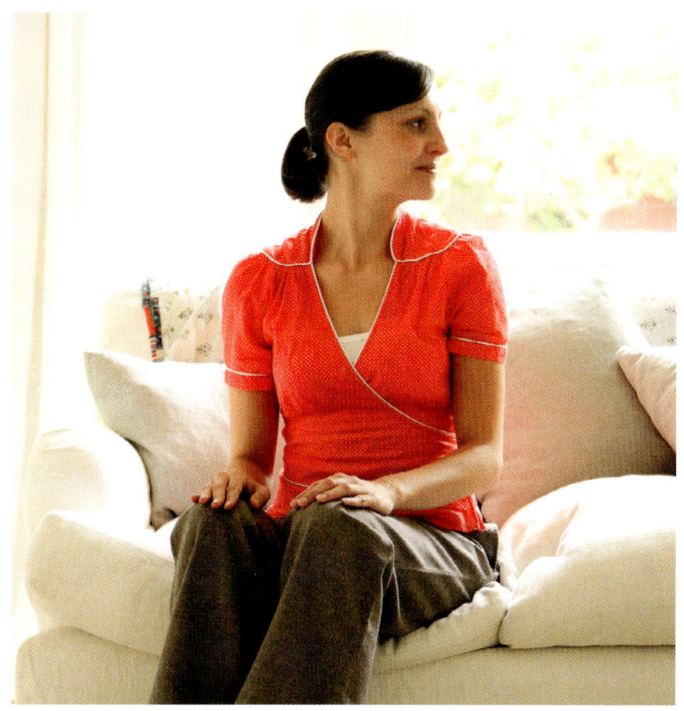

## Brustpresse

**1** Nehmen Sie in jede Hand eine
gefüllte Wasserflasche oder
Konservendose. Heben Sie Ihre
Arme seitlich an, bis sie parallel
zum Boden sind, und winkeln Sie
Ihre Unterarme an. Achten Sie
darauf, die Ellbogen auf Schulterhöhe zu halten.

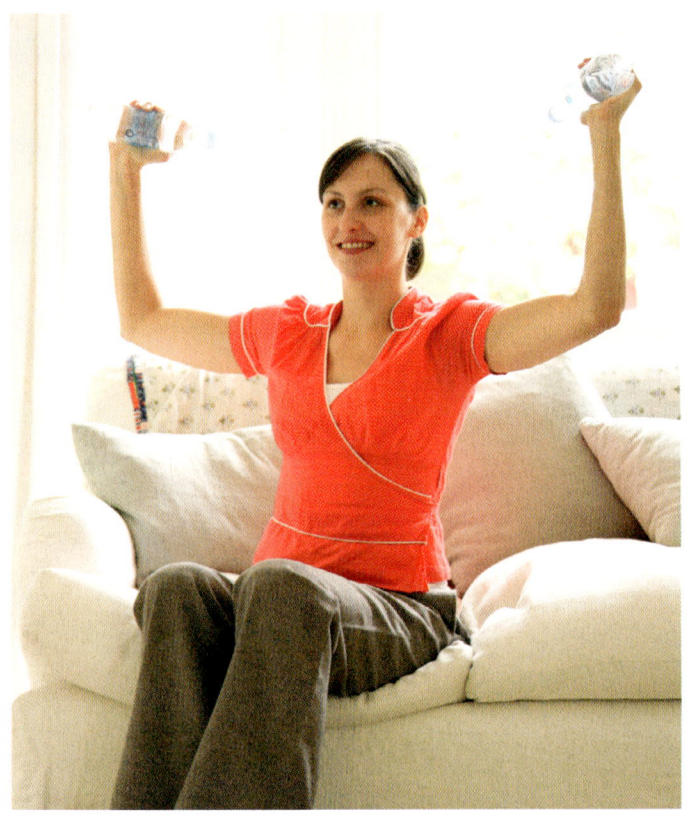

## Sofastütz

Für diese Übung nutzen Sie
am besten die äußere Arm-
lehne des Sofas, da Sie eine
feste Oberfläche benötigen.

**1** Setzen Sie sich auf die Armlehne des Sofas und legen Sie Ihre
Hände zu beiden Seiten des Gesäßes hin. Ihre Knie sind hüftbreit
geöffnet, die Oberschenkel im rechten Winkel zum Boden. Wenn
Sie mit den Füßen weiter nach vorn rutschen, wird es schwieriger.

**2** Rutschen Sie mit dem Gesäß von der Lehne und stützen Sie Ihr
Gewicht mit den Armen. Beugen Sie die Arme und senken Sie den
Körper. Der Rücken bleibt gerade und nah am Sofa, die Bauchmuskeln
sind angespannt. Senken Sie Ihren Körper, bis die Oberarme parallel
zum Boden sind, dann richten Sie sich langsam wieder auf.

15 Wiederholungen

**2** Führen Sie Ihre Arme langsam nach vorn vor den Kopf, bis sich Ihre Hände treffen. Bewegen Sie die Arme dann langsam wieder nach hinten.

12–15 Wiederholungen

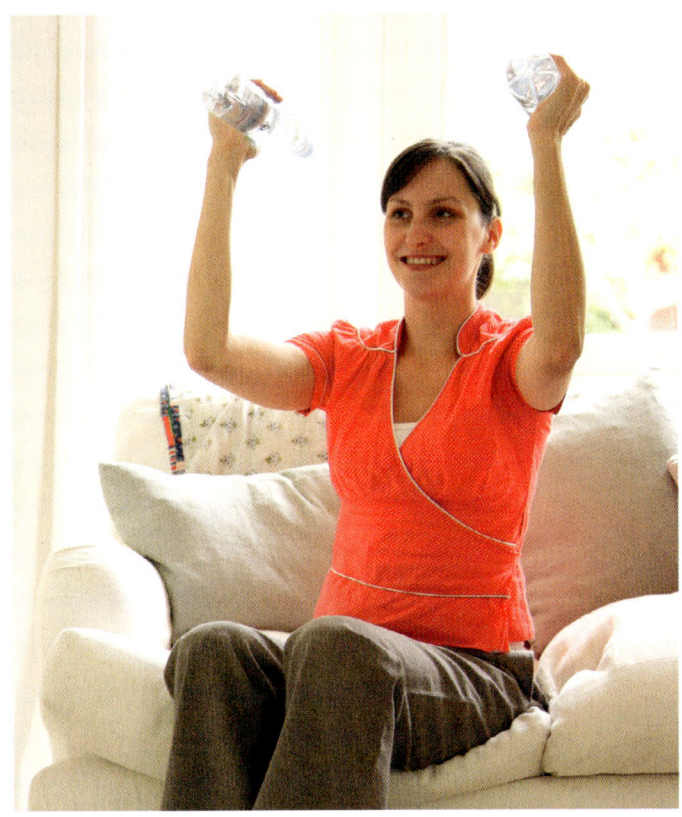

## Trizepsschere

**1** Strecken Sie die Arme mit den Gewichten möglichst gerade nach hinten aus und pressen Sie die Schulterblätter zusammen.

**2** Drücken Sie Ihre gestreckten Arme hinter dem Rücken abwechselnd hoch, sodass einmal der rechte und einmal der linke Arm oben ist.

12–15 Wiederholungen

## Bizepsbeuge

**1** Nehmen Sie die Gewichte in die Hände, die Daumen zeigen dabei nach außen. Halten Sie die Ellbogen an der Seite.

**2** Heben Sie langsam die Hände bis in Schulterhöhe und senken Sie diese anschließend wieder ab.

12–15 Wiederholungen

## Überkopfheben

**1** Nehmen Sie ein Gewicht in jede Hand und beugen Sie die Arme, bis Ihre Hände fast auf einer Höhe mit den Schultern sind.

**2** Strecken Sie langsam die Arme nach oben aus und senken Sie diese dann langsam wieder ab.

12–15 Wiederholungen

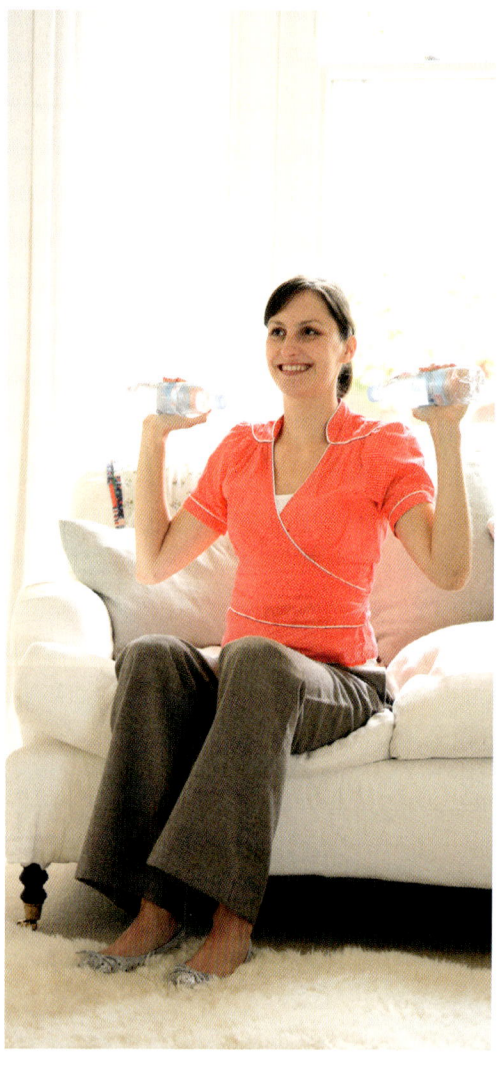

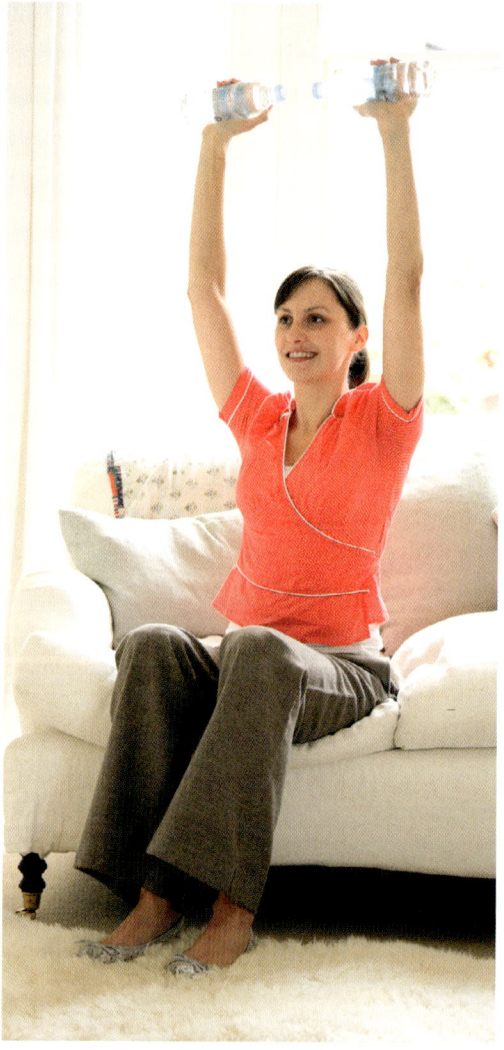

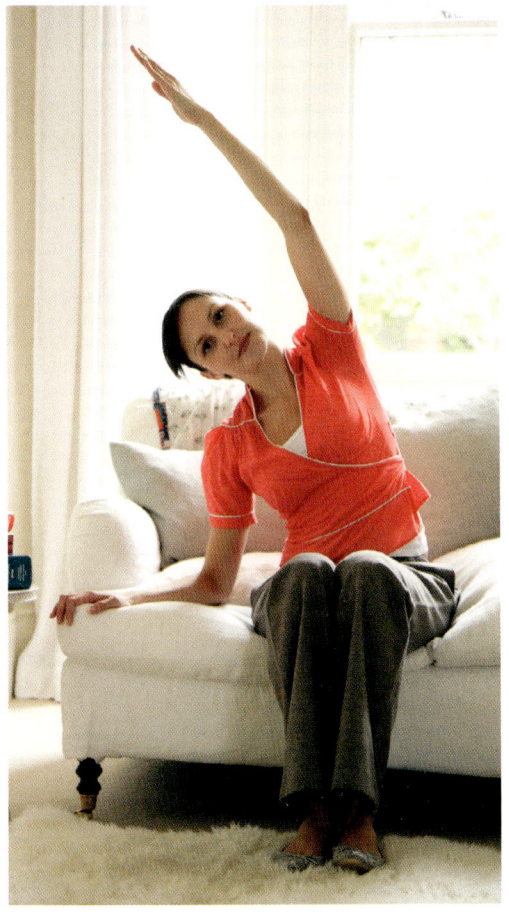

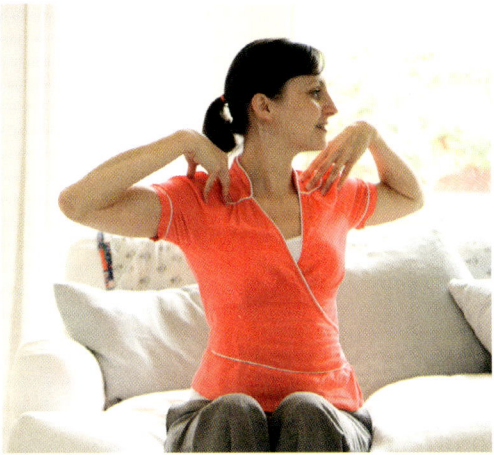

## Seitliche Drehungen

**1** Setzen Sie sich gerade hin und legen Sie die Hände auf die Schultern.

**2** Heben Sie die Ellbogen bis in Schulterhöhe (wenn das zu schwierig ist, geht es auch tiefer). Drehen Sie Ihre Schultern nun abwechselnd nach rechts, nach vorn, nach links und wieder nach vorn.

12–15 Wiederholungen

## Seitbeuge

**1** Bleiben Sie mit dem Gesäß fest auf dem Sofa sitzen. Stellen Sie sich vor, Sie stecken zwischen zwei Fensterscheiben fest und können weder nach vorn noch nach hinten ausweichen.

**2** Heben Sie den Arm und beugen Sie sich langsam nach rechts. Halten Sie die Position kurz und richten Sie sich dann wieder auf.

12 Wiederholungen auf jeder Seite

## Bauchtraining

Dies ist eine sehr effektive Übung für den unteren Bauchbereich.

Setzen Sie sich gerade hin und ziehen Sie den Bauchnabel zur Wirbelsäule. Spannen Sie die unteren Bauchmuskeln an und ziehen Sie das Schambein nach vorn und nach oben.

12–15 Wiederholungen

## Einbeinige Kniebeuge

Untersuchungen zufolge ist das die beste Übung zur Straffung des Gesäßes.

Setzen Sie sich auf den Rand des Sofas. Stehen Sie nun mit einem Bein auf. Lassen Sie das Knie dabei leicht gebeugt und strecken Sie die Arme aus, um das Gleichgewicht zu halten. Setzen Sie sich dann langsam wieder hin.

12 Wiederholungen pro Bein

*TIPP: Wenn es zu schwierig ist, probieren Sie das Ganze mit beiden Beinen, bis Sie genug Kraft in den Beinen haben.*

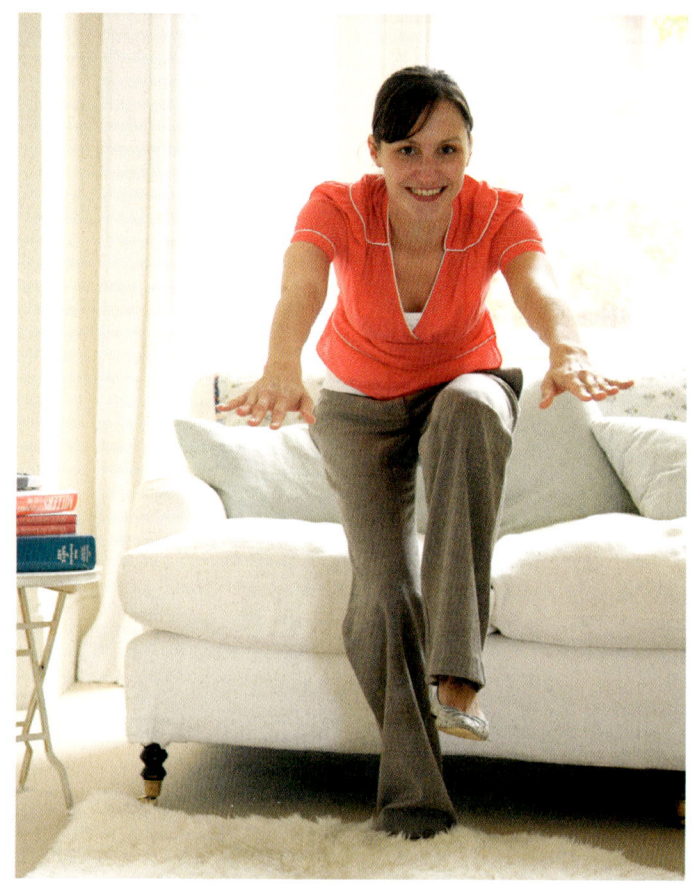

## Gesäßpresse

Setzen Sie sich aufrecht hin, die Füße stehen fest auf dem Boden. Pressen Sie nun die Pobacken so fest wie möglich zusammen und entspannen Sie sich dann wieder.

20 Wiederholungen

## Bein heben

**1** Setzen Sie sich aufrecht an den Rand des Sofas. Stützen Sie sich leicht mit den Händen ab. Heben Sie einen Fuß etwa zweieinhalb Zentimeter an.

**2** Strecken Sie das Bein nach vorn und nach oben, bis die Zehen auf einer Höhe mit dem Knie sind. Heben und senken Sie nun das Bein, ohne dass es den Boden berührt.

12 Wiederholungen auf jeder Seite

## Knie heben

Setzen Sie sich aufrecht hin.
Heben Sie das angewinkelte Bein
an und senken Sie es wieder ab,
ohne dass der Fuß dabei den
Boden berührt.

15 Wiederholungen pro Seite

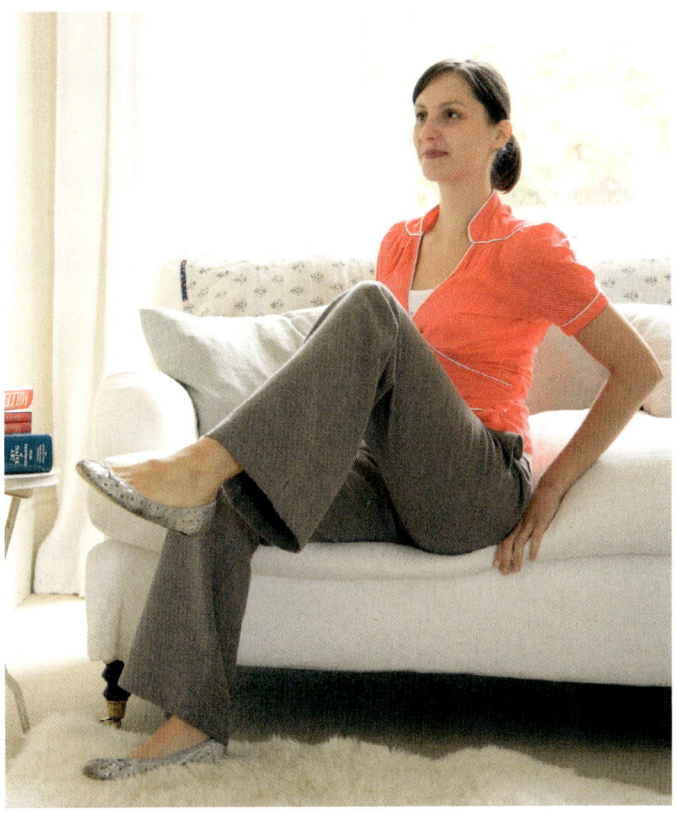

## Umschalt-ausfallschritt

Machen Sie das „Zappen"
schwieriger, indem Sie sich
angewöhnen, vor jedem
Programmwechsel die
folgende Übung zu machen.

**1** Stehen Sie auf und machen Sie mit dem rechten Bein einen
großen Schritt nach vorn. Ihre Hüfte bleibt dabei gerade.

**2** Sobald Sie umgeschaltet haben, lassen Sie die Arme locker an den
Seiten herabhängen.

**3** Beugen Sie das Knie, sodass es direkt über dem rechten Fuß ist.
Senken Sie Ihren Körper langsam ab. Das Gewicht liegt auf dem
vorderen Fuß, damit die Gesäßmuskeln kräftig arbeiten müssen.
Richten Sie sich dann langsam wieder auf.

5 Wiederholungen auf jeder Seite

# Gassi gehen

Eine sichere Methode, mehr Bewegung ins Leben zu bringen, ist ein Hund. Mein Hund – Bobo, ein Bordercollie – ist nicht nur ein toller Gefährte, sondern eine laufende, bellende, vierbeinige Alternative zur Mitgliedschaft im Fitnessclub. Unzählige Studien haben inzwischen bewiesen, um wie viel gesünder Hundebesitzer leben. Sie haben niedrigeren Blutdruck, bessere Cholesterinwerte und insgesamt weniger kleine und große gesundheitliche Probleme.

Der tägliche Spaziergang tut nicht nur Ihrem Hund, sondern auch Ihnen gut. An fünf Tagen in der Woche im Schnitt 20 Minuten mit dem Hund spazieren zu gehen, brachte den Testpersonen einer Studie im Durchschnitt einen Gewichtsverlust von sechs Kilogramm ein.

Andere Untersuchungen ergaben, dass man mit dem Gassigehen Einsamkeit und leichte Depressionen verhindern kann. Hunde motivieren ihre Besitzer, sich zu bewegen, auch wenn Herrchen oder Frauchen vielleicht gar keine Lust haben. Eine Umfrage unter Hundebesitzern ergab, dass diese sich durch die Bewegung allgemein besser fühlten und sofort bessere Laune bekamen, sobald sie mit dem Hund unterwegs waren. Für ältere Hundebesitzer sind die täglichen Spaziergänge neben der Möglichkeit, fit zu bleiben, auch eine Gelegenheit, soziale Kontakte aufrechtzuerhalten. Kinder, die mit Hund aufwachsen, verbringen deutlich weniger Zeit vor dem Fernseher oder dem Computer.

## Seltsam, aber wahr

Eine kalifornische Fitnesstrainerin hat eine ganz neue Methode für Katzenbesitzer entwickelt. Gelangweilt von der immer gleichen Routine im Fitnessclub ging Stephanie Jackson eines Tages auf, dass ihre 3,6 Kilogramm schwere Katze Bad das perfekte „Werkzeug" für das Krafttraining war. Sie entwickelte eine 30-minütige Trainingseinheit mit Übungen wie Katzensitups und Katzenstemmen. Nach ein paar Monaten eifrigen Trainings stellte Jackson begeistert fest, wie sehr sich ihr eigener Körper und der ihrer Katze, die kräftig Gewicht verloren hatte, verändert hatten.

In Kalifornien gibt es nun „Katzendehnungswettbewerbe". Befürworter haben das Ganze inzwischen auch mit anderen Tieren versucht, vom Yorkshire Terrier bis zum Leguan. (Und wer behauptet, es sei eine Erniedrigung für die Tiere, dem sei gesagt, dass es für das Tier und seinen Besitzer eine tolle Erfahrung ist.)

## Wussten Sie schon?

Hundebesitzer, die regelmäßig mit ihrem Vierbeiner Gassi gehen, sind laut dem American College of Sports Medicine aktiver und haben weniger Körperfett als Menschen ohne Hund. In einer Studie, die das Aktivitätsniveau mit dem Gewicht verglich, schnitten die Hundebesitzer besser ab.

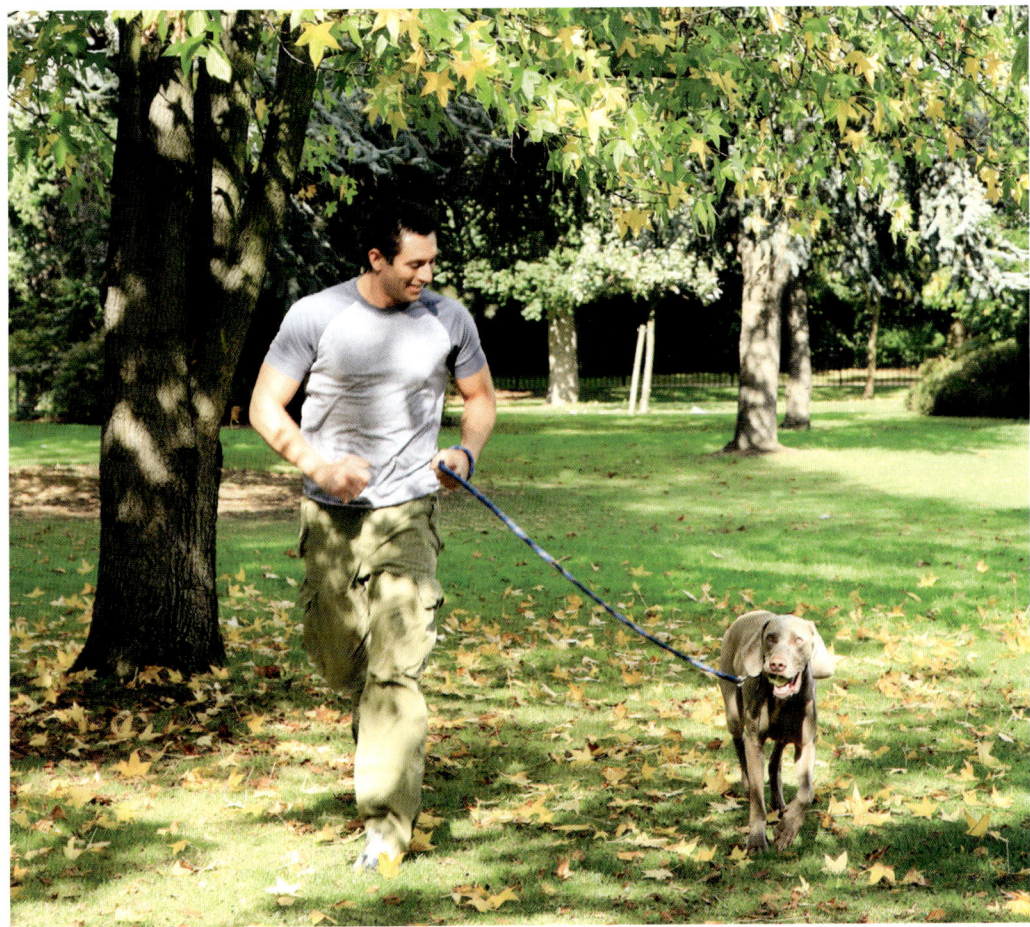

## Mehr Bewegung für den molligen Hund

Auch Hunde sind nicht immun gegen den bewegungsarmen Lebensstil ihres Besitzers. Gemäß der National Academy of Sciences (NAS) sind etwa 25 Prozent aller als Haustier gehaltenen Hunde in der westlichen Welt übergewichtig. Wie Menschen, so neigen auch dicke Hunde vermehrt zu Verletzungen und haben ein verstärktes Risiko, Herzerkrankungen, Diabetes oder Arthritis zu entwickeln. Außerdem ist die Belastung für ihre Lunge, Leber, Nieren und Gelenke höher.

Sie können feststellen, ob Ihr Hund zu dick ist, indem Sie nach seinen Rippen tasten.

Spürt man die Rippen nicht mehr oder hat der Hund keine erkennbare Taille bzw. ein Fettdepot am Schwanzansatz, ist er zu dick. Was kann man dagegen tun?

Zunächst erhöhen Sie langsam die Bewegung, während Sie gleichzeitig die Kalorienzufuhr reduzieren. Für konditionsschwache Hunde ist ein zehnminütiger Spaziergang ein guter Anfang. Versuchen Sie auch, mehr mit ihm zu spielen – einen Ball oder einen Stock zu werfen ist ein guter Weg, das Bewegungsniveau zu kontrollieren und zu steigern. Je fitter der Hund wird, desto mehr Bewegung verträgt er. Sie tun ihm keinen Gefallen, wenn Sie ihm erlauben, faul zu werden.

# Gartenarbeit

Suchen Sie eine Trainingsmöglichkeit für Körper und Geist, die Sie im Freien absolvieren können, die aber leicht erreichbar ist? Werfen Sie doch einmal einen Blick in Ihren Garten. Wenn Sie Pflanzen beschneiden, Unkraut jäten, Beete umgraben und den Rasen mähen, hilft Ihnen das genauso gut, lästige Verspannungen loszuwerden, wie ein Yogakurs.

In einer auf drei Jahre angelegten Studie fanden Forscher heraus, dass Gartenarbeit positive Auswirkungen auf Menschen hat, die unter Stress stehen, an Depressionen leiden oder andere mentale Probleme haben. Menschen, die viel im Garten arbeiteten, hatten mehr Zeit, in sich zu gehen und sich zu entspannen, und verbesserten so ihre Laune. Sich an der frischen Luft zu bewegen und sich um wachsende Pflänzchen zu kümmern, verbesserte zusätzlich ihr Selbstbewusstsein. Umweltpsychologen, die eine ähnliche Studie durchführten, fanden heraus, dass Gartenarbeit besser zum Stressabbau geeignet war als so manche Entspannungstechnik.

Gartenarbeit ist aber auch ein hervorragendes Training für Ihren Körper: Kompost und Erde verteilen, Pflanzen umsetzen, Laub harken und Beete umgraben – all das kräftigt Ihre Muskeln und Knochen und lässt Sie ordentlich ins Schwitzen kommen. Sich vorzubeugen und zu strecken, um Unkraut zu jäten oder etwas einzupflanzen, ist ein tolles Training für Ihre Beweglichkeit. Und wer braucht schon ein Laufband, wenn er einen (manuellen!) Rasenmäher hat?

## Zurück zur Natur

Falls Sie unter Rückenproblemen leiden, sollten Sie Folgendes beachten:

- Seien Sie bei der Gartenarbeit sehr vorsichtig und lassen Sie es langsam angehen, da sonst die Rückenschmerzen verstärkt werden können.
- Vermeiden Sie es, zu sehr zu schwitzen oder auszukühlen, denn das belastet den Körper zusätzlich.
- Verwenden Sie vernünftige Werkzeuge (im Gartencenter gibt es spezielle Geräte für Menschen mit Rückenproblemen).
- Haben Sie sehr viele Bäume im Garten, kann es schwierig werden, das Laub von Hand aufzusammeln. Dafür gibt es sehr gute, leichte Laubsauger, welche die Blätter beim Ansaugen gleich zerhäckseln.

## Bei der Gartenarbeit arbeitet fast jeder Muskel im Körper:

- Beim Harken und Rechen kommen die Brust-, Schulter- und Rückenmuskeln zum Einsatz.

- Beim Umgraben werden vor allem der Quadrizeps, die Muskeln auf der Rückseite der Oberschenkel, die Wadenmuskeln, der Trizeps und einige Rumpfmuskeln gefordert.

- Beim Rasenmähen müssen vor allem die großen Muskeln im Oberkörper und in den Beinen sowie die Armmuskeln arbeiten.

- Beim Unkrautjäten und Einpflanzen kommen die Rücken- und Schultermuskeln zum Einsatz.

- Insgesamt können Sie in einer Stunde Gartenarbeit so viele Kalorien verbrennen wie beim Zirkeltraining im Fitnessstudio (etwa 450 kcal).

### Wussten Sie schon?

Das Green Gym in Großbritannien, das von der Umweltgruppe des British Trust for Conservation Volunteers betrieben wird, führt Projekte für Menschen durch, die in der Natur arbeiten und fit werden möchten. In anderen europäischen Ländern gibt es ähnliche Projekte. Es sind aber nicht nur Freiwillige, die dort arbeiten; oft schicken Ärzte ihre Patienten hin, damit sie abnehmen, sich erholen und/oder ihre Gesundheit verbessern.

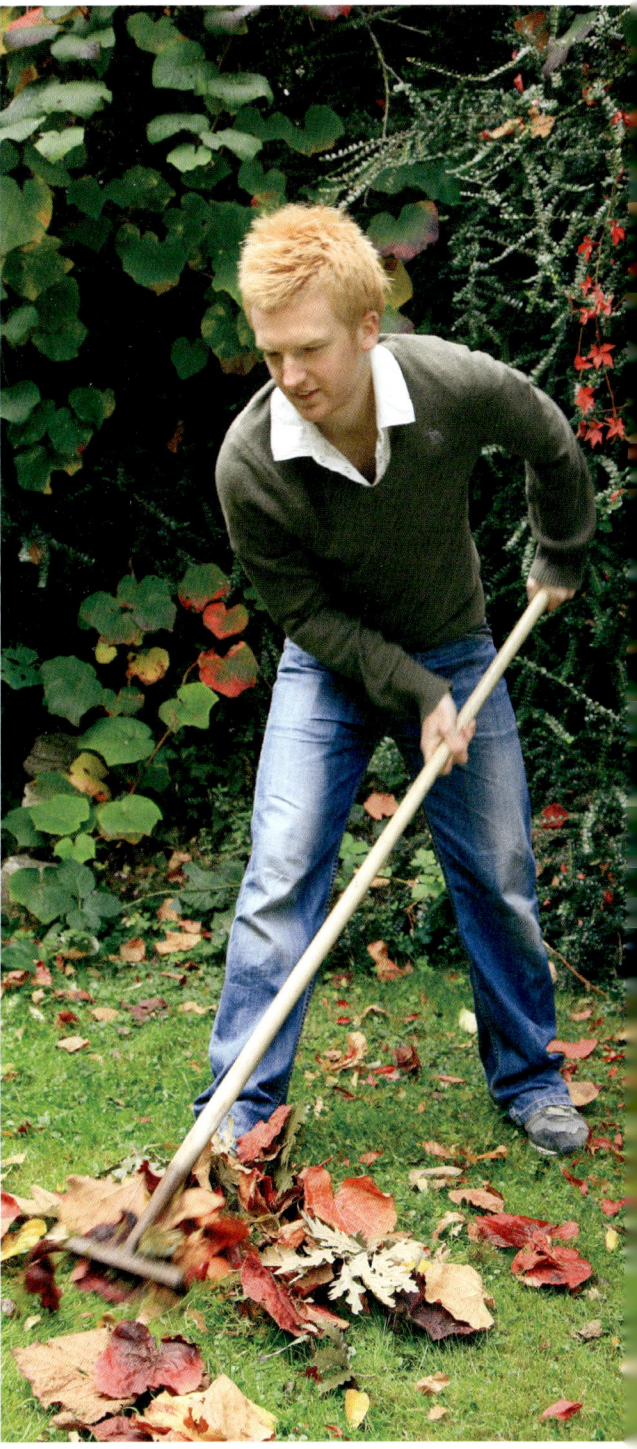

# Ihr Gartenprogramm

Laufen Sie zu Beginn ein bisschen in Ihrem Garten auf und ab und atmen Sie tief ein und aus.

## Quadrizepsdehnung

Stellen Sie sich aufrecht hin, die Beine stehen hüftbreit auseinander. Stützen Sie sich mit der linken Hand an einer Mauer oder an einem Baum ab. Beugen Sie das rechte Bein nach hinten und umfassen Sie den Knöchel mit der rechten Hand. Ziehen Sie nun den Fuß sanft in Richtung Gesäß.

Halten Sie die Position fünf bis zehn Sekunden, um die Hüft- und Oberschenkelmuskeln kräftig zu dehnen, bevor Sie das Ganze mit dem anderen Bein wiederholen.

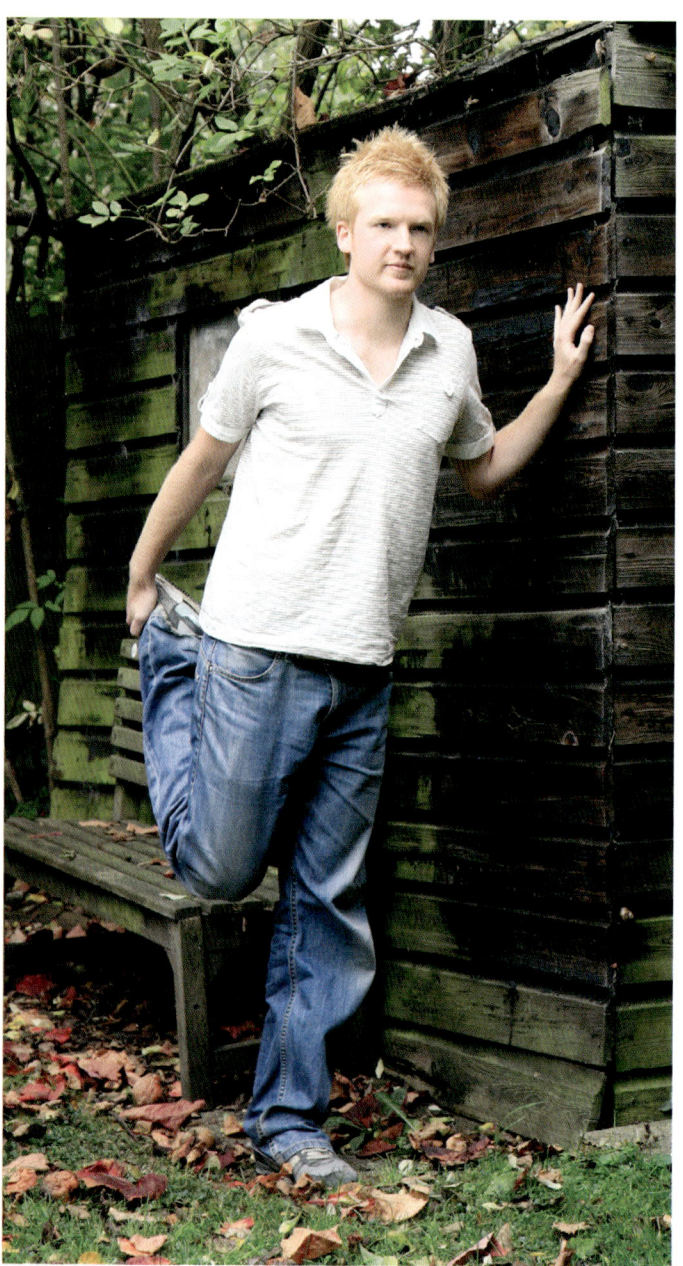

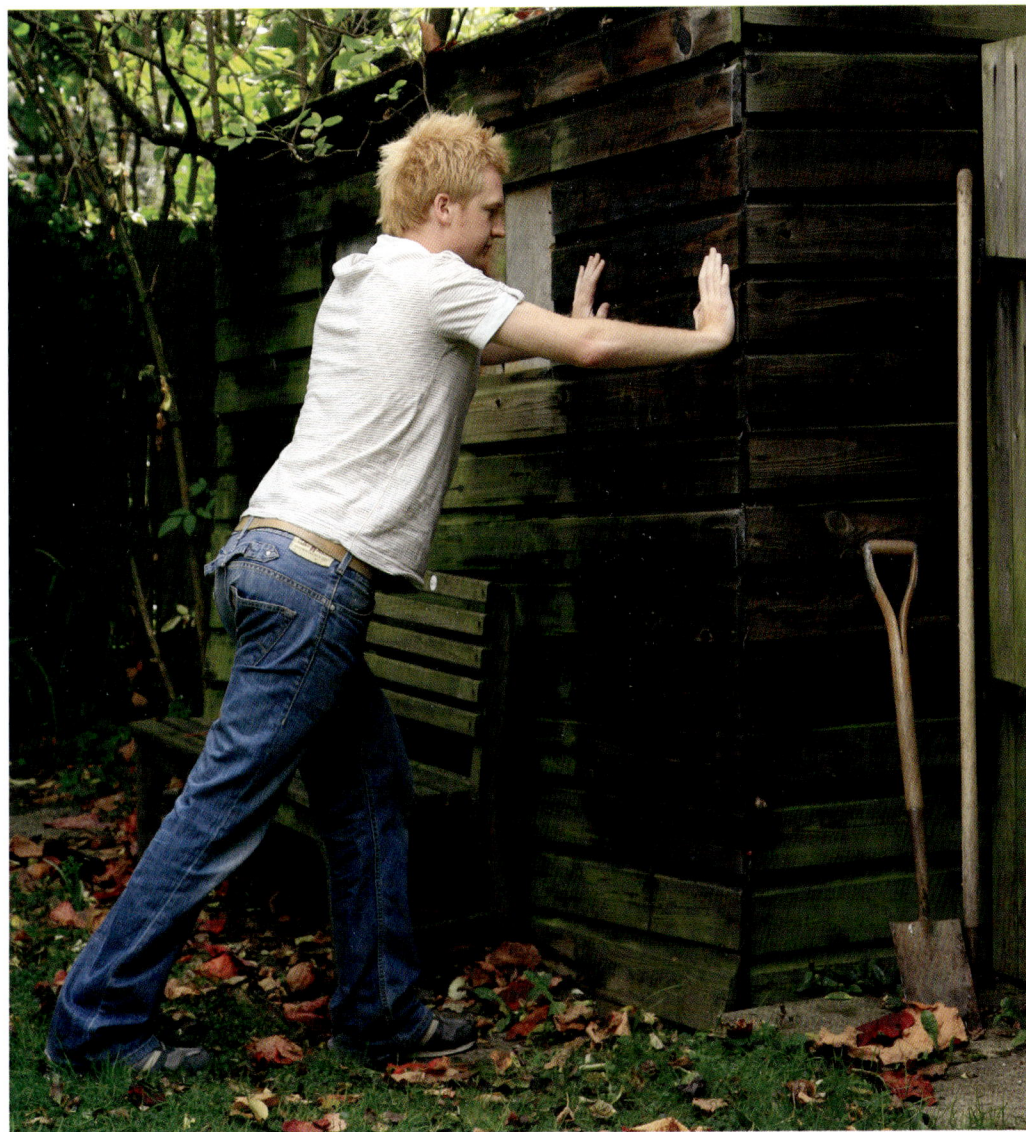

## Wadendehnung

Stellen Sie sich eine Armlänge entfernt aufrecht vor eine Wand oder einen Baum. Machen Sie mit einem Bein einen Schritt nach hinten. Pressen Sie die Ferse dabei zu Boden. Spüren Sie die Dehnung?

Halten Sie die Position fünf bis zehn Sekunden, bevor Sie das Ganze mit dem anderen Bein wiederholen.

### Wussten Sie schon?

Die Gartenarbeiten, bei denen man die meisten Kalorien verbraucht, sind das Umgraben und Schaufeln. In 30 Minuten verbrennen Sie dabei zwischen 200 und 360 kcal.

## Schulterdehnung

Stellen Sie sich aufrecht hin.
Beugen Sie nun leicht Ihre Knie
und schieben Sie Ihr Becken vor.
Verschränken Sie Ihre Hände und
strecken Sie Ihre Arme nach
vorn. Lassen Sie Ihre Schultern
dabei ganz entspannt. Spüren Sie,
wie sich Ihre Schulterblätter
auseinanderbewegen?

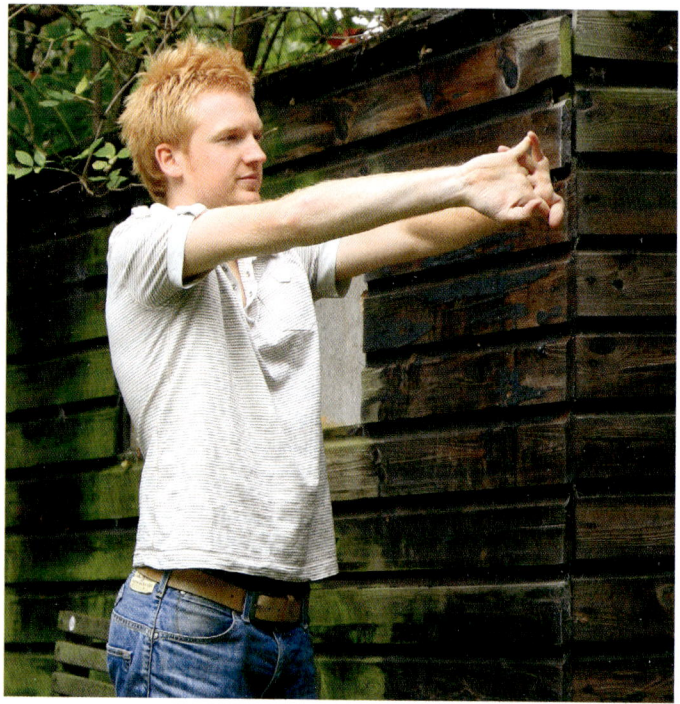

### Denken Sie immer daran ...

**Wenn Sie viel in der Hocke arbeiten**, können Sie Ihren
Rücken entlasten, indem Sie öfter aufstehen und sich strecken.

**Beim Beschneiden eines Busches** sollten Sie sich aus der
Taille nach vorn beugen und den Rücken möglichst gerade
halten. Das ist sicherer und gesünder, als den Rücken und
die Schultern rund zu machen.

**Teilen Sie Arbeiten auf**, um keine Muskelgruppe überzustra-
pazieren. Immer wieder die gleiche Bewegung zu machen,
belastet auch Ihre Gelenke sehr.

Wenn Sie sich nach einem Tag harter Gartenarbeit **nur noch
auf die Couch fallen lassen wollen**, sollten Sie immer daran
denken, dass das oft keine gute Idee ist. Viele Menschen verletzen sich, weil sie längere Zeit in einer ungünstigen Haltung
auf dem Sofa „herumlümmeln". Passen Sie auf, damit Sie am
nächsten Tag nicht steif wie ein Brett sind!

# Renovierungstraining

Genau wie Gartenarbeit und Putzen bieten auch Streichen, Tapezieren, Umräumen und Möbelaufbauen hervorragende Trainingsmöglichkeiten. So machen Sie das Beste aus aus Ihrem Renovierungswochenende:

Verwenden Sie wann immer möglich normale Werkzeuge anstelle von elektrisch betriebenen High-Tech-Spielereien. Eine Handsäge ist billiger als eine elektrische, und man muss auch nicht alle paar Minuten das Sägeblatt austauschen. Das Sägen selbst ist ein tolles Training für Ihre Arme, Ihre Schultern und Ihre Brust. Klempnerarbeiten, Streichen und Dekorieren zwingen einen oft zum Hocken oder zur Benutzung einer Leiter, was die Beinmuskeln fordert. Stellen Sie Ihren Werkzeugkasten absichtlich etwas weiter weg, sodass Sie immer wieder aufstehen und hinlaufen müssen, um etwas zu holen.

Anstrengende Tätigkeiten wie das Abschleifen von Brettern, Arbeiten mit Beton, das Errichten von Zäunen sowie der Transport von Ziegelsteinen, Zement oder Kies sind ein hervorragendes Krafttraining. Was ihren Kalorienverbrauch angeht, sind diese Arbeiten genauso effektiv wie Jogging.

Eine alte Tapete abzureißen kann schwere Arbeit sein, vor allem, wenn Sie immer wieder auf die Leiter steigen müssen. Eine halbe Stunde dieser Arbeit verbrennt so viele Kalorien, wie Sie mit drei Gläsern Whisky zu sich nehmen würden.

## Trainieren Sie die Kalorien ab

Fällt es Ihnen schwer, einem **frischen Donut, Berliner oder anderem Fettgebackenen** zu widerstehen? Und wissen Sie, wie viele Kalorien Sie sich dabei genussvoll einverleiben? Ein normaler Donut hat 140 kcal und 2 g Fett. Ist er mit Konfitüre gefüllt, sind wir bereits bei 250 kcal und 19 % Zucker. Donuts mit Cremefüllung sind mit ihren 390 kcal und 12 g Fett (davon 4 g gesättigte Fettsäuren) echtes „Hüftgold". Um einen ungefüllten Donut wieder abzuarbeiten, müssten Sie eine der folgenden Aktivitäten ausführen:

- 45 Minuten Geschirr abwaschen und abtrocknen
- 43 Minuten Obst und Gemüse pflücken
- 38 Minuten Laub harken und Hecken beschneiden
- 38 Minuten die Garage aufräumen
- 25 Minuten einen vollen Einkaufswagen inklusive Kleinkind schieben
- 28 Minuten mit durchschnittlicher Geschwindigkeit zum Supermarkt oder in die Stadt laufen

# Kapitel 4

Viele Menschen – inklusive meiner Person – gehen für ihr Leben gern einkaufen. Wie wäre es, dabei gleich noch ein paar Pfunde zu verlieren? Da man beim Einkaufen ohnehin meist läuft (es sei denn, Sie sind ein Fan des Online-Einkaufs), können Sie gut einige Übungen einbauen, während Sie das Schaufenster Ihrer Lieblingsboutique bewundern oder den Einkaufswagen durch den Supermarkt schieben.

# Fitness beim Einkaufen

# Supermarktübungen

So weit entfernt wie möglich vom Geschäft zu parken und die Tüten zu tragen, anstatt sie im Einkaufswagen zu schieben, sind zwei wichtige Bestandteile des Supermarktprogramms. Die folgenden Übungen vervollständigen es.

## Ausfallschritte

Gemäß einer Studie der San Diego State University sind Ausfallschritte beim Laufen eine der besten Übungen für das Gesäß.

**1** Stellen Sie sich mit geschlossenen Füßen gerade hin, die Hände am Einkaufswagen. Spannen Sie die Bauchmuskeln an und blicken Sie geradeaus.

**2** Machen Sie einen großen Schritt nach vorn, wobei das Knie nicht über den Fuß hinausragen soll. Das andere Bein strecken Sie nach hinten aus und beugen es leicht im Kniegelenk.

**3** Pressen Sie die Pobacken zusammen, während Sie sich abstoßen, um den nächsten Schritt nach vorn zu machen.

Wiederholen Sie die Ausfallschritte den gesamten Gang entlang.

## Kniebeugen

Diese Übung trainiert die Gesäßmuskeln und den Quadrizeps an der Vorderseite der Oberschenkel.

**1** Stellen Sie sich gerade hin, die Füße stehen schulterbreit auseinander, die Bauchmuskeln sind angespannt. Stützen Sie sich am Einkaufswagen ab.

**2** Gehen Sie langsam nach unten, bis die Oberschenkel parallel zum Boden sind. Strecken Sie beim Absenken das Gesäß heraus; die Knie sollten nicht über die Zehenspitzen hinausragen. Richten Sie sich langsam wieder auf.

10 Wiederholungen

## Einkaufswagenrudern

Diese Übung trainiert den Trizeps (auf der Rückseite des Oberarms).

**1** Schieben Sie den Wagen mit vollkommen ausgestreckten Armen vor sich her. Der volle Wagen ist ein gutes Gegengewicht.

**2** Ziehen Sie den Wagen hin und wieder zu sich heran und schieben Sie ihn wieder weg, d. h., führen Sie eine Ruderbewegung aus. Das kräftigt alle Muskeln im Oberkörper.

## Konservencurl

Diese Übung kräftigt vor
allem die Vorderseite
Ihrer Arme.

**1** Stellen Sie sich aufrecht hin,
nehmen Sie in jede Hand eine
Konservendose und halten Sie
diese mit gestreckten Armen vor
den Körper. Die Handflächen
zeigen dabei nach oben. Halten
Sie den Rücken gerade, strecken
Sie die Brust heraus, spannen
Sie die Bauchmuskeln an und
kippen Sie dabei das Becken
leicht nach vorn.

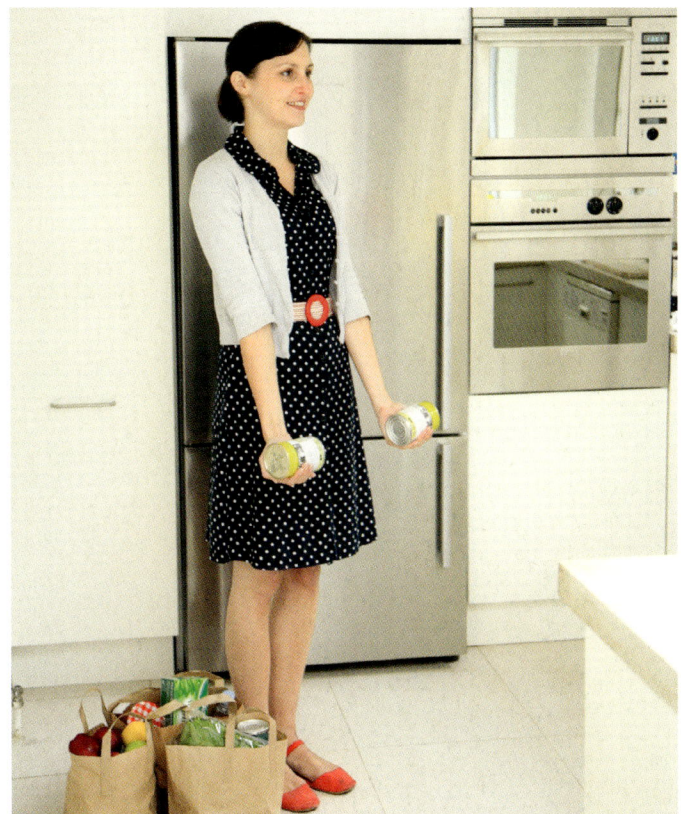

**2** Heben Sie nun langsam die
Hände bis auf Schulterhöhe.
Die Ellbogen bleiben dabei eng
am Körper, das ist ganz wichtig.
Halten Sie diese Position kurz
und senken Sie die Hände dann
wieder ab.

10 Wiederholungen

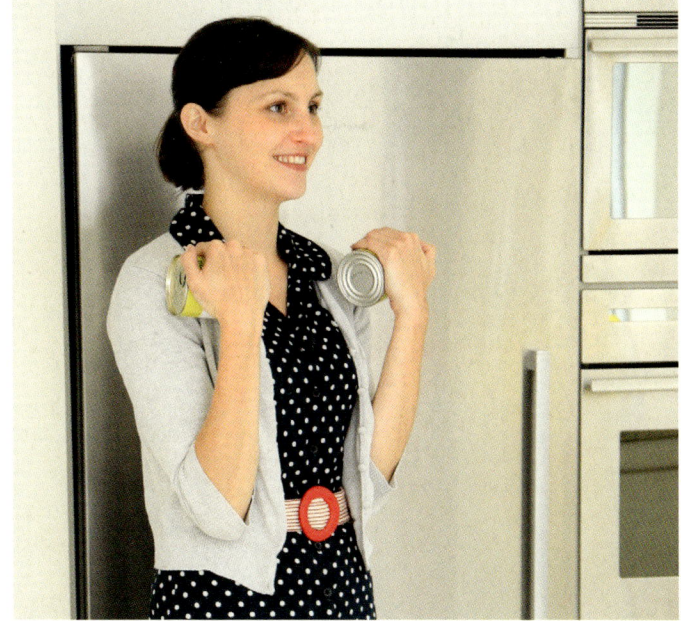

## Tüten heben

Diese Übung formt die Muskeln in den Armen, den Schultern und der Brust.

**1** Stehen Sie gerade und halten Sie in jeder Hand eine etwa gleich schwere Einkaufstüte. Strecken Sie die Knie nicht ganz durch.

**2** Achten Sie darauf, dass Ihr Rücken gerade ist und schauen Sie geradeaus. Heben Sie nun langsam die Tüten seitlich an, bis Ihre Arme fast parallel zum Boden zeigen. Strecken Sie die Ellbogen dabei nicht ganz durch. Halten Sie die Position kurz, bevor Sie die Tüten wieder absenken.

5 Wiederholungen

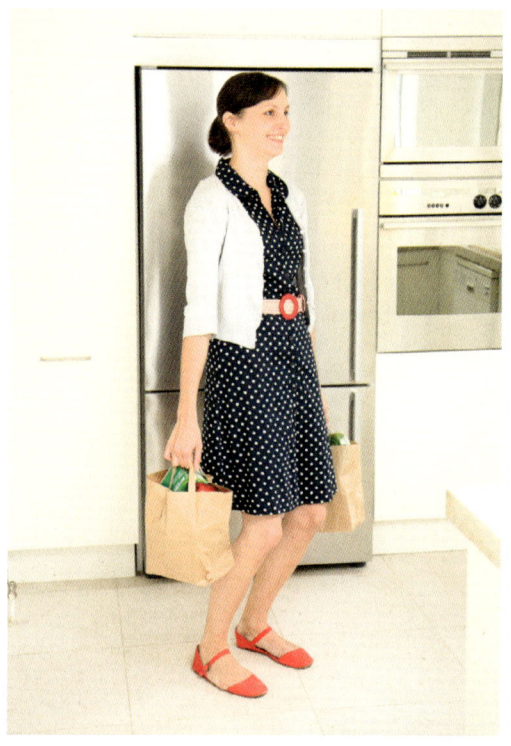

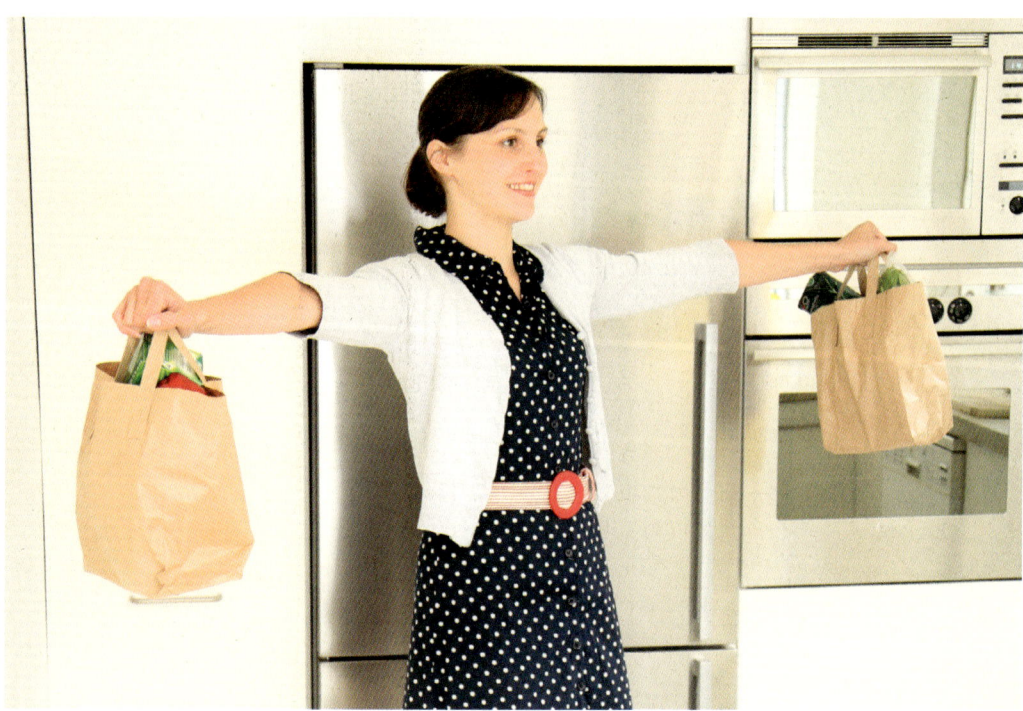

# Seitliche Baguettedehnung

Diese Übung sorgt für eine schlanke Taille.
Sie benötigen dafür ein großes Baguette.

**1** Stellen Sie sich gerade hin, die Füße stehen schulterbreit auseinander. Umfassen Sie das Baguette an beiden Enden und heben Sie es mit gestreckten Armen über den Kopf. Ihre Knie sollten leicht gebeugt sein, damit Sie sicher stehen.

**2** Halten Sie den Rücken ganz gerade und achten Sie darauf, nicht in der Hüfte abzuknicken. Beugen Sie sich nun langsam zur Seite. Sie sollten eine leichte Dehnung in der Seite spüren. Halten Sie die Position kurz und richten Sie sich dann langsam wieder auf.

6 Wiederholungen auf jeder Seite

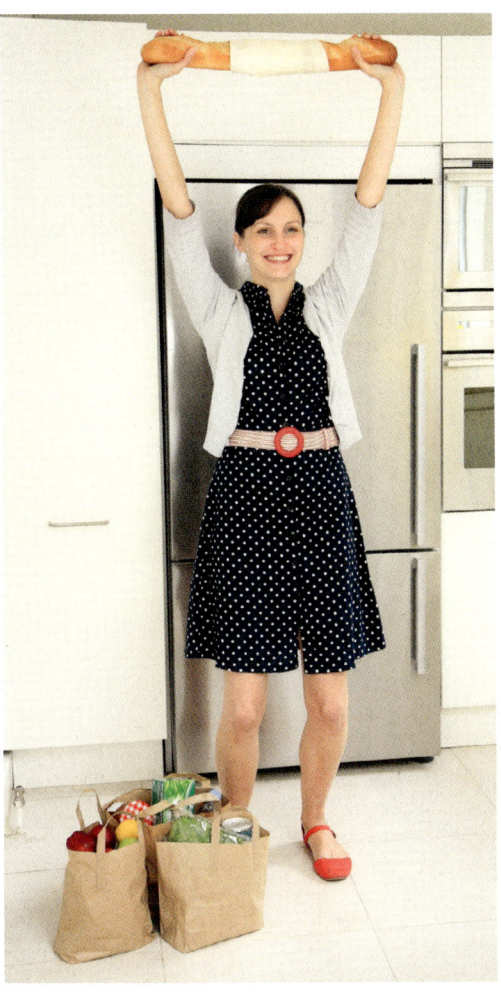
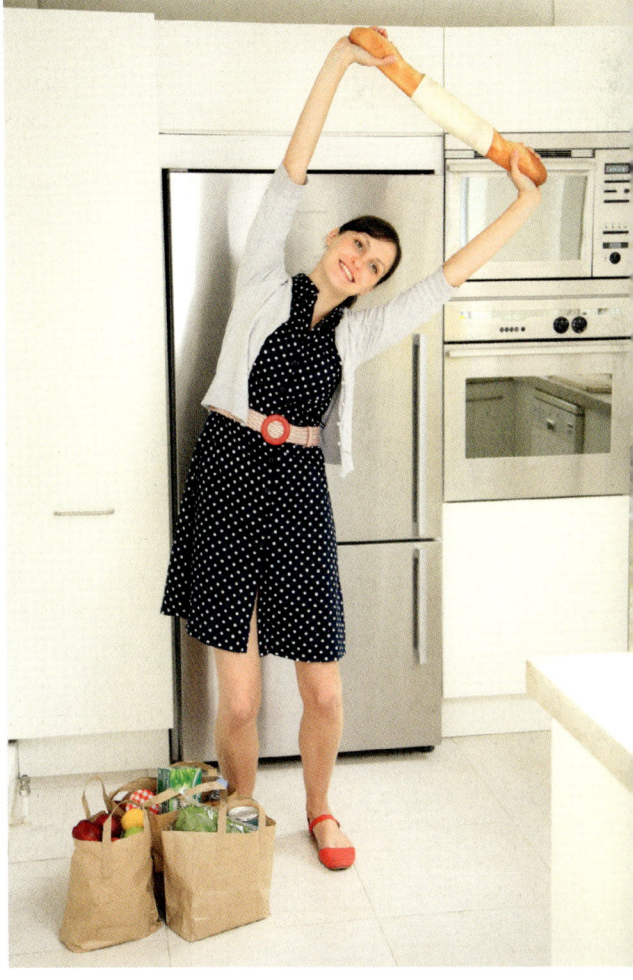

# Einkaufszentrumwalking

Aus den USA schwappt eine neue Fitnessidee nach Europa herüber, die bereits überaus beliebt ist: das Einkaufszentrumwalking. Tatsächlich ist diese „Sportart" in den USA und in Kanada inzwischen so populär, dass ein Schuhhersteller einen speziellen Schuh dafür auf den Markt gebracht hat, dessen Sohle auf den glatten Böden der Einkaufszentren mehr Haftung bietet.

Wie der Name bereits sagt, beinhaltet diese Übung das Powerwalking in den riesigen Einkaufszentren, die überall wie Pilze aus dem Boden schießen. Natürlich werden dabei auch die Treppen und Rolltreppen einbezogen. Die großen Vorteile liegen darin, dass es in den Zentren keinen Verkehr und somit keine Abgase gibt und es verhältnismäßig sicher ist. Zudem ist man wetterunabhängig und braucht sich keine Sorgen über die richtige Kleidung zu machen.

Forscher, die sich mit den besonderen Vorzügen des Einkaufszentrumwalkings befasst haben, beurteilen es als sehr gesund für Körper und Geist. Physiologen an der University of Calgary untersuchten die Auswirkungen, die ein achtwöchiges Walkingprogramm auf die Gesundheit und das Wohlbefinden ihrer Testpersonen hatte. Am Ende der Studie liefen die Testpersonen weitere Strecken als zu Beginn und hatten abgenommen. Interessant war zudem, dass die Tester äußerst motiviert waren: 63 Prozent liefen dreimal pro Woche oder noch öfter durch das Einkaufszentrum. Das Durchschnittsalter der Testpersonen lag bei 66 Jahren, sodass es sich als perfekte Trainingsmöglichkeit für Ältere erwies, die einen sicheren, ebenen Ort suchten, um ihre Mobilität und Fitness zu verbessern.

## Machen Sie das Beste aus Ihrem Einkaufszentrumwalking

**Laufen Sie mit einer Freundin** (deren Fitnessniveau Ihrem ähnelt) oder schließen Sie sich einer Gruppe an (fragen Sie in größeren Einkaufszentren danach). Sie könnten auch Ihr Baby im Kinderwagen schieben.

**Laufen Sie zu einer Zeit, in der es nicht so voll ist.** Der Morgen ist besser geeignet als der Nachmittag oder der Abend.

Achten Sie darauf, **bequeme Schuhe zu tragen**: Turn- oder Walkingschuhe sind ideal.

Laden Sie sich **anregende Musik** auf Ihren MP3-Player, damit Sie zu guter Musik laufen können.

**Setzen Sie sich Ziele**: Legen Sie fest, wie oft und wie lang Sie laufen wollen, und halten Sie sich daran. Es kann hilfreich sein, ein Lauftagebuch zu führen, damit Sie sehen, was Sie bereits erreicht haben.

**Belohnen Sie sich**: Gönnen Sie sich einen Kaffee (möglichst ohne fette Sahne), einen Fruchtshake, eine Massage oder kaufen Sie sich das schicke neue Outfit, an dem Sie beim Training noch vorbeigelaufen sind.

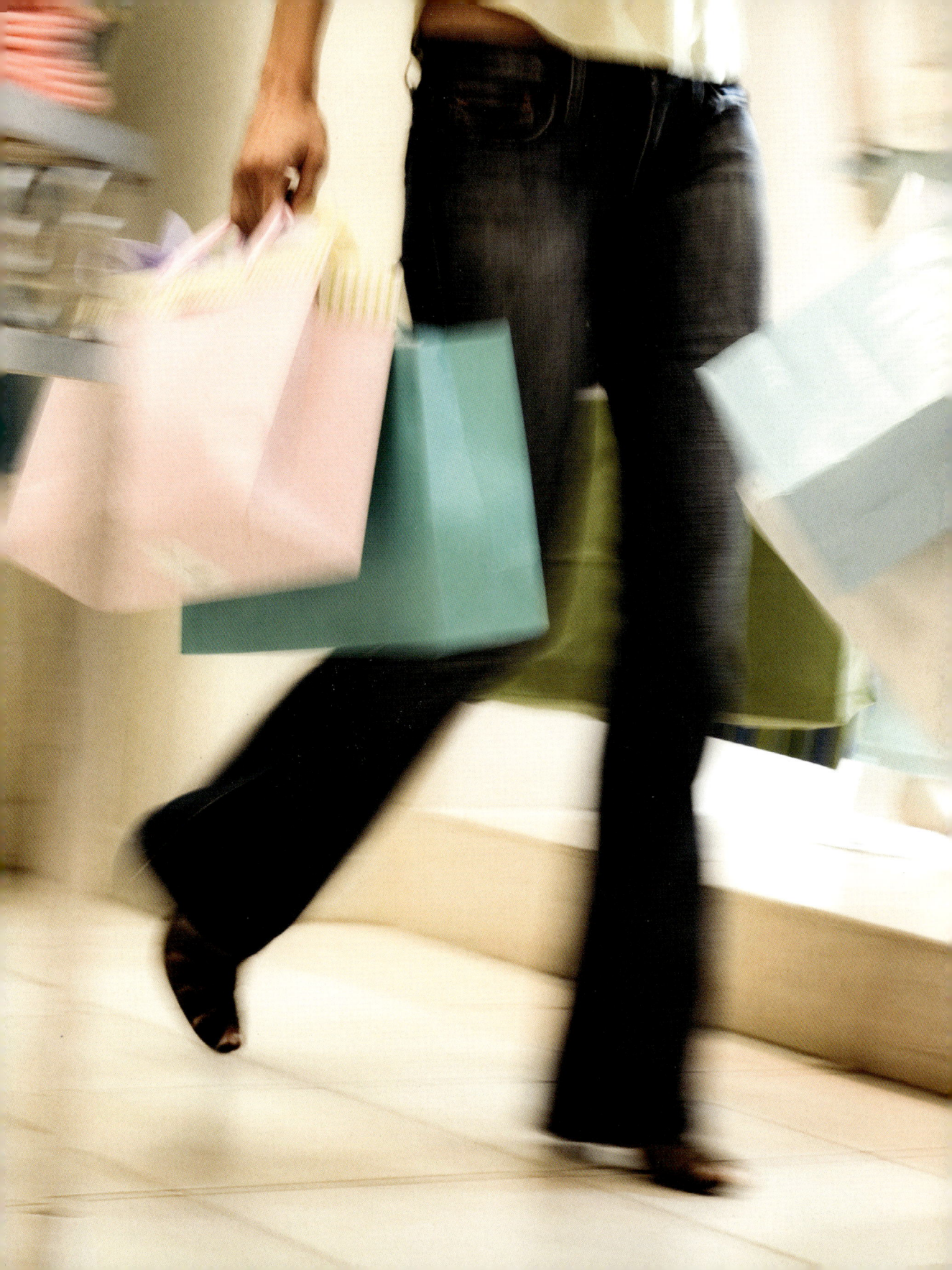

# Ihr Einkaufszentrumstraining

### Aufwärmen

Gehen Sie fünf Minuten in einer Geschwindigkeit, bei der Sie sich noch unterhalten können,
trotzdem aber warm werden. Setzen Sie die
Arme ein (siehe S. 91 zur Erklärung der richtigen Technik).

### Training

Gehen Sie fünf Minuten so schnell, dass Sie
am Ende leicht außer Atem sind. Steigen Sie
einige Treppen und laufen Sie im Slalom um
die Einkaufenden herum.

### Abkühlen

Gehen Sie fünf Minuten langsamer, um sich
wieder abzukühlen.

### Steigerung

Je fitter Sie werden, desto mehr können Sie
die Dauer und Intensität Ihres Trainings steigern. Ihr ultimatives Ziel sollte sein, sich fünf
Minuten aufzuwärmen, 20 Minuten zu trainieren und sich fünf Minuten abzukühlen.

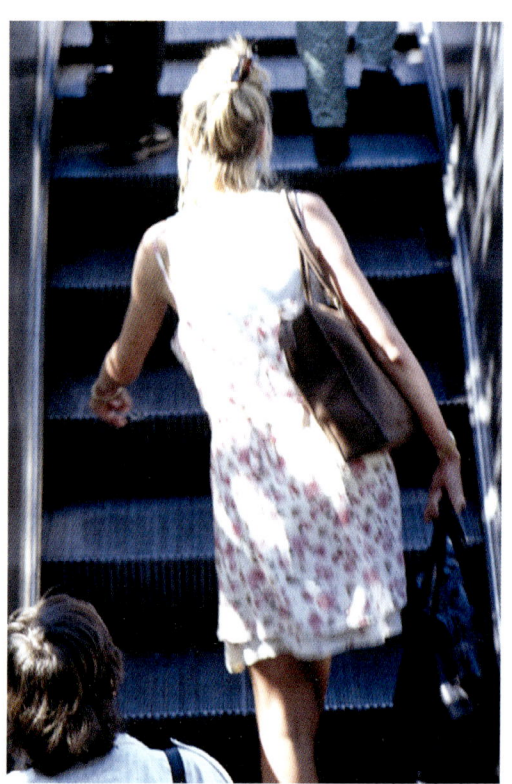

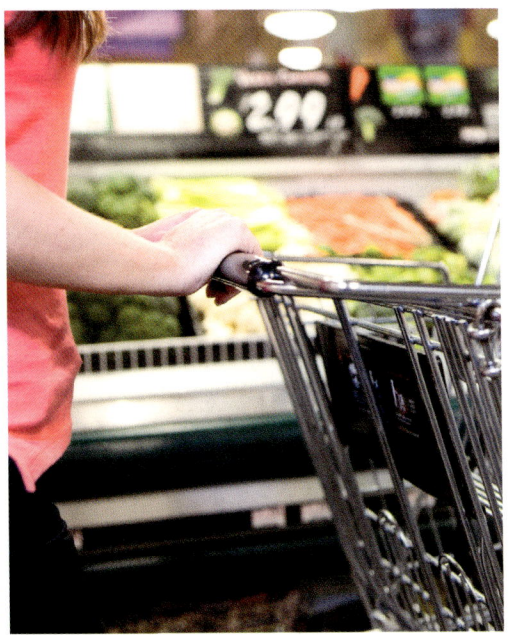

## Seltsam, aber wahr

Es gibt inzwischen einen Hightech-Einkaufs-
wagen, der aus dem Einkaufen ein sanftes
Sportprogramm macht. Einkäufer sollen damit
im Durchschnitt 160 kcal während eines normalen 40-minütigen Einkaufs verbrennen;
stellt man die Intensität auf Stufe sieben (von
zehn), wären es bereits bis zu 280 kcal. Das
entspricht den Kalorien, die man bei 20 Minuten gemütlichem Schwimmen verbraucht und
ist etwa doppelt so viel, wie man bei einem
40-minütigen Spaziergang verbrennt.

Der Kunde kann den Schiebewiderstand
des Wagens selbst einstellen und so bestimmen, wie schwer oder leicht es ist, ihn zu
schieben. Ein Monitor zeigt die Pulsfrequenz
und die verbrauchten Kalorien an. Außerdem
kann man sehen, wann man anfängt, Fett
statt Kohlehydrate zu verbrennen.

## Trainieren Sie die Kalorien ab

**Pizza** ist nicht grundsätzlich ungesund, wenn
man eine Pizza mit dünnem Boden und
einem Belag aus Pepperoni, Tomaten, Cham-
pignons und magerem Schinken wählt. Sehr
fetthaltige Beläge wie Käse oder Salami
erhöhen die Fett- und Kalorienbilanz. Eine
Pizza „Vier Jahreszeiten" von 20 cm Durch-
messer hat etwa 900 kcal; eine mit Salami,
Käse und Tomaten hat 1.040 kcal. Eine
Pfannenpizza mit Fleischbelag und Käserand
hat schon fast 2.000 kcal! Tiefgefrorene Pizza,
die meist nicht so dick belegt ist, hat weniger
Kalorien. Um eine nomale Tomaten-Käse-
Pizza mit 790 kcal abzutrainieren, müssten
Sie eine der folgenden Aktivitäten ausführen:

- 3 Stunden laufen (über den Tag verteilt)
- 2 Stunden 30 Minuten bei der Hausarbeit
  tanzen
- 2 Stunden 30 Minuten Möbel zusammen-
  bauen
- 2 Stunden 20 Minuten mit den Kindern
  Inlineskaten oder Eis laufen
- 1 Stunde 37 Minuten beim Einkaufen einen
  Rucksack tragen
- 1 Stunde 30 Minuten Treppen steigen

# Kapitel 5

Von allen Übungsformen, die man in den Alltag integrieren kann, sind die Übungen in diesem Kapitel am gesündesten für das Herz-Kreislauf-System, verbrennen am meisten Kalorien und sind gleichzeitig auch noch am praktischsten. Machen Sie die Übungen wann immer möglich und nutzen Sie sie als Teil Ihres täglichen Weges von A nach B, sei es zur Arbeit, zum Einkaufen oder zur Schule.

# Fitness unterwegs

# Jede Sekunde zählt

Es ist kaum zu glauben, dass 70 Prozent aller Europäer im Umkreis von 10 Kilometern von ihrem Arbeitsplatz leben, die meisten jedoch mit dem Auto, dem Bus oder dem Zug hinfahren. Stellen Sie sich nun einmal einen Weg zur Arbeit ohne den Stress durch Staus, Bauarbeiten und andere Hindernisse vor, bei der Sie zusätzlich fitter, gesünder und entspannter auf der Arbeit ankommen.

Falls es gar nicht möglich sein sollte, zur Arbeit zu Fuß zu gehen, zu joggen oder mit den Inlineskates zu fahren, sollten Sie einmal über „Park & Ride" nachdenken oder zumindest ein bisschen weiter entfernt vom Arbeitsplatz parken und die letzten zehn bis 15 Minuten zu Fuß gehen oder mit dem Fahrrad fahren. Denken Sie immer daran: Jede Sekunde zählt!

## Wussten Sie schon?

Wissenschaftler haben bewiesen, dass es den Blutdruck erhöht, für Anspannung und schlechte Laune sorgt und in einigen Bereichen die Leistungsfähigkeit verringert, wenn man mit dem Auto oder dem Zug zur Arbeit fährt. Weitere körperliche Auswirkungen sind z. B. Rückenschmerzen und Müdigkeit.

## Wussten Sie schon?

„Gehen ist eine Art medizinischer Geheimwaffe. Gäbe es eine Pille, die das Risiko, an einer chronischen Krankheit zu erkranken, genauso senkte wie das Gehen, würden wir uns darum reißen."
JoAnn Manson, Professorin für Medizin an der Harvard University

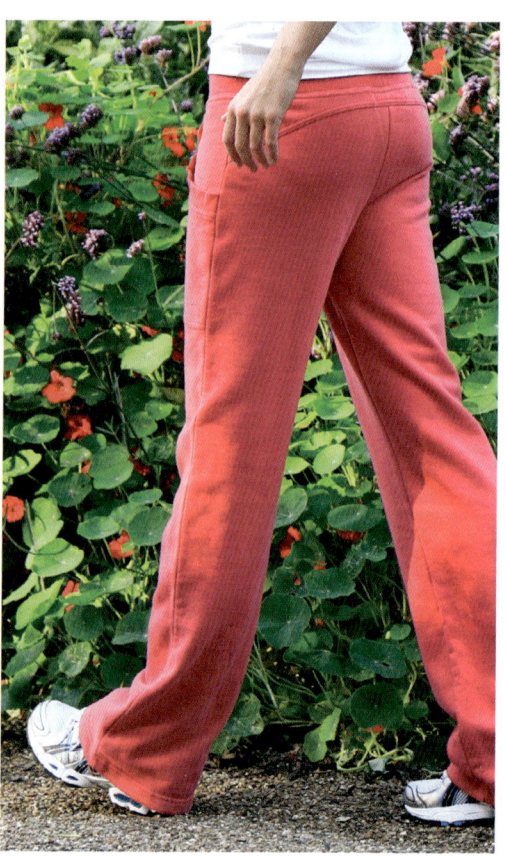

# Gehen

Für dieses Training brauchen Sie keine Mitgliedschaft im Fitnessclub, keine Sportkleidung aus Spandex oder Lycra, keine Leggings, und selbst die größten Bewegungsmuffel haben wenig dagegen einzuwenden. Vorhersagen zufolge wird der tägliche Spaziergang im nächsten Jahrzehnt zur beliebtesten Fitnessmethode gehören. Wir werden alle nach draußen strömen, ähnlich wie während des Joggingbooms in den 1970er-Jahren. Integrieren Sie das Gehen in Ihren Alltag, und Sie werden merken, wie die Pfunde schmelzen. Sie fühlen sich besser und sehen auch noch besser aus!

Für mich ist es hilfreich, das Gehen als eine Art „Transportmittel" zu betrachten. Anstatt das Auto zu nehmen, bringe ich meinen Sohn zügigen Schrittes zum Kindergarten, gehe zu den kleinen Geschäften in der Nachbarschaft, anstatt zum entfernten Supermarkt zu fahren, und gehe jeden Tag mit meinem Hund Gassi. All dies sind Dinge, die ich ohnehin erledigen muss, und ich werde ganz nebenbei noch fit.

## Körperlicher Nutzen

Beim Gehen nutzen wir die gleichen Muskeln wie beim Joggen. Es stärkt die Muskulatur auf der Rückseite der Oberschenkel, den Quadrizeps, die Hüft-, Waden- und Gesäßmuskeln und ist dabei viel sanfter zu den Gelenken. Weitere Vorteile des Gehens reichen von einem geringeren Risiko, Gallensteine oder einen Schlaganfall zu bekommen, bis zur Linderung von Schlafstörungen. Auch sexuelle oder Wahrnehmungsstörungen werden gemildert. Forscher fanden heraus, dass regelmäßiges Gehen die sogenannte Schaufensterkrankheit, bei welcher der Blutfluss in den Beinen gestört ist, verhindern kann.

Natürlich hilft Gehen auch beim Abnehmen. Übergewichtige, die pro Tag 30 bis 60 Minuten zügig liefen, verloren in einer Studie innerhalb von 18 Monaten drei Kilogramm, obwohl sie sonst ihre Gewohnheiten nicht änderten. Eine andere Studie belegte, dass Menschen, die mindestens vier Stunden pro Woche liefen, im Alter etwa vier Kilo weniger zunahmen als die „faulen" Testpersonen. Ein gemütlicher Spaziergang ist auch für extrem Übergewichtige die beste Methode, um Gewicht zu verlieren.

## Geistiger Nutzen

Ältere Menschen, die nicht mehr regelmäßig gehen können, werden eher krank und sterben früher. Vergleicht man die Auswirkungen eines Lauftrainings mit denjenigen eines Dehnungs- und Kräftigungsprogramms, so besaßen die Läufer bessere geistige Kapazitäten. Wie auch andere Formen des aeroben Trainings erhöht das Gehen die Blut- und Sauerstoffzufuhr zum Gehirn, wodurch man wacher und aufmerksamer wird.

Gehen verbessert zudem das Gedächtnis bzw. verhindert den Gedächtnisverlust. Eine Studie an 2.200 Amerikanern japanischer Herkunft zwischen 71 und 93 Jahren bewies, dass diejenigen, die weniger als 400 Meter am Tag zu Fuß gingen, fast doppelt so häufig an Demenz und Alzheimer erkrankten wie diejenigen, die jeden Tag mehr als drei Kilometer liefen.

## Perfekte Technik

Wer nur gemütlich den Bürgersteig entlang-bummelt, wird sich natürlich nicht fit laufen. Stellen Sie sich lieber aufrecht hin, die Arme an den Seiten, und ziehen Sie den Bauchnabel zur Wirbelsäule, sodass Ihre Stützmuskulatur arbeiten muss. Blicken Sie auf einen Punkt in fünf bis sechs Metern Entfernung und lassen Sie die Schultern ganz entspannt. Beugen Sie die Arme in einem 90-Grad-Winkel und vermeiden Sie es, die Hände zu Fäusten zu ballen. Nun machen Sie mit dem rechten Fuß einen Schritt nach vorn. Setzen Sie zuerst die Ferse auf und rollen dann den Fuß nach vorn ab. Die Arme bewegen Sie entgegengesetzt, d. h. linker Arm, rechter Fuß usw. Ein häufiger Fehler ist es, die Arme zur Seite schwingen zu lassen, anstatt sie vor- und zurückzubewegen. Auch mit steifen, ausgestreckten Armen zu laufen, ist verkehrt. Ohne die Hilfe der Arme ist es viel schwieriger, schnell zu gehen.

## Wie weit soll ich gehen?

Generell wird von Fitnessexperten empfohlen, pro Tag 10.000 Schritte (etwa 8 Kilometer) zu gehen (Die meisten Menschen in der westlichen Welt laufen nur 4.500 Schritte!). Um ernsthaft abzunehmen, müssten Sie etwa 16.000 Schritte pro Tag machen, zumindest, wenn Gehen Ihre einzige Bewegungsform ist.

Die Schrittzahl genau zu bestimmen, kann schwierig sein. Pedometer sind nützliche Hilfsmittel, aber in einer Studie des *British Journal of Sports Medicine* stellten die Forscher fest, dass einfache Geräte die Schrittzahl zum Teil vollkommen falsch bestimmten. Von 1.000 getesteten Pedometern lag nur ein Viertel im Rahmen der akzeptablen Abweichungs-quote von 10 Prozent. Wenn das Gehen also Ihre wichtigste Bewegungsart ist, sollten Sie sich ein mittelpreisiges Gerät zulegen und nicht zur billigsten Ausführung greifen, sonst geben Sie umsonst Geld aus.

## Wo soll ich gehen?

Gehen kann man natürlich überall, ideal wäre es aber, wenn Sie in unterschiedlichen Geländen trainieren könnten. Müssen Sie Hügel bewältigen, verbrennen Sie mehr Kalorien. Beim Bergauflaufen steigt Ihre Pulsfrequenz, und beim Bergablaufen müssen Ihre Beinmuskeln kräftig arbeiten, um Sie abzubremsen. Auf weichen Oberflächen wie Gras, Sand oder Waldboden müssen Sie mehr Energie aufwenden als auf Beton oder Asphalt, da Ihre Beinmuskeln dort mehr leisten müssen, um Sie vorwärts zu befördern.

Auf steinigen oder felsigen Oberflächen zu gehen, hat noch mehr Vorteile: Physiologen fanden heraus, dass das Gehen auf Kopfstein-pflaster, das als Übungsmethode fest in der Traditionellen Chinesischen Medizin verankert ist, den Blutdruck deutlich senkt und das Gleichgewichtsgefühl verbessert. Vermutlich werden durch die unebene Oberfläche Akku-pressurpunkte in den Fußsohlen angeregt, die für die Regulierung des Blutdrucks zuständig sind. Da es außerdem relativ anstrengend ist, verbrennen Sie auch mehr Kalorien.

## Nordic Walking

Um noch schneller abzunehmen, können Sie es auch einmal mit Nordic Walking versuchen. Dabei nimmt man zwei „Skistöcke" zu Hilfe, was zwar etwas komisch aussehen mag, aber bewiesernermaßen Vorteile hat. Professor John Pocari, ein Sportphysiologe an der University of Wisconsin, fand heraus, dass die Zuhilfenahme der Stöcke Testpersonen dazu anregte, schneller zu gehen, ohne dass sie es überhaupt bemerkten. Außerdem bedeutet allein die Tatsache, dass Sie Ihre Arme in einem viel weiteren Spektrum als sonst üblich bewegten, einen erhöhten Kalorienverbrauch.

# Sechs Vorschläge, um täglich mehr zu gehen

**1** Gehen Sie mit Ihrem Baby im Tragetuch spazieren.

**2** Suchen Sie sich ein Café in etwa zehn Minuten Entfernung vom Arbeitsplatz und laufen Sie täglich in der Mittagspause zügig hin und zurück.

**3** Gehen Sie beim Telefonieren auf der Stelle.

**4** Stehen Sie früher auf und gehen Sie zur Haltestelle oder gleich den ganzen Weg zur Arbeit zu Fuß.

**5** Machen Sie am Wochenende oder in der Mittagspause Einkaufszentrum-walking (siehe S. 84).

**6** Ein Hund sorgt dafür, dass Sie täglich spazieren gehen müssen (siehe S. 70).

## Wussten Sie schon?

Forscher der University of Exeter haben herausgefunden, dass bereits ein kurzer Spaziergang das Verlangen nach einer Zigarette bei Rauchern, die aufhören wollen, deutlich senkt.

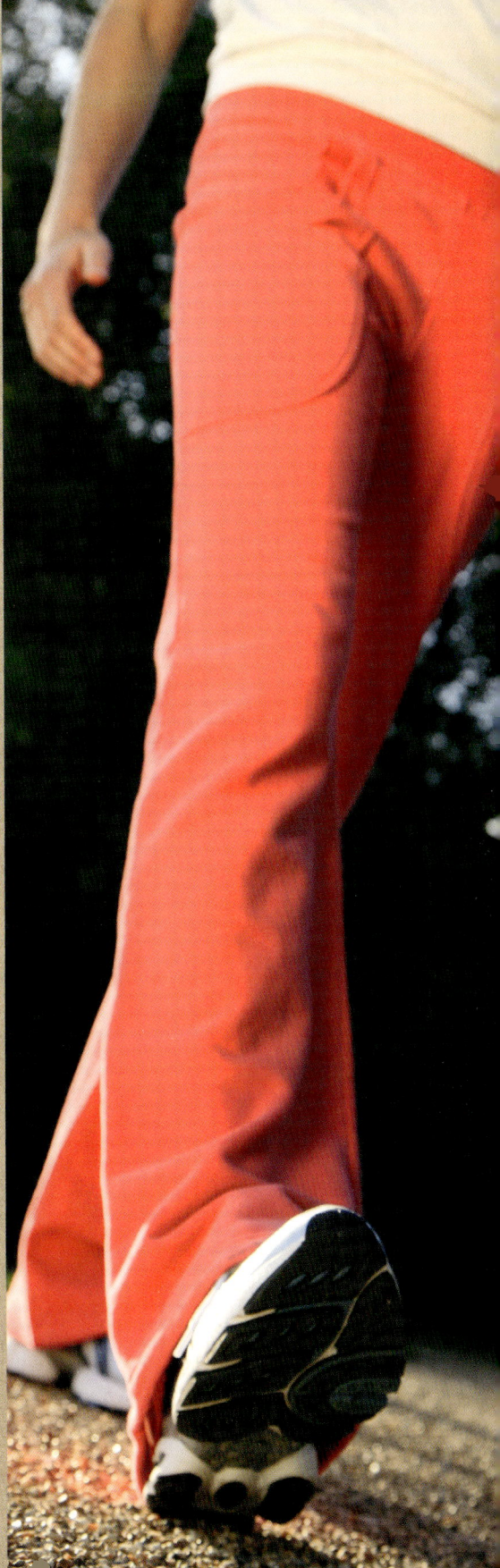

# Alles rückwärts?

Falls Ihnen einfaches Joggen oder Spaziergänge zu langweilig sind, probieren Sie es doch einmal rückwärts! Das sogenannte Retro-Running mag dem Beobachter auf den ersten Blick nicht sehr attraktiv oder gar albern erscheinen, aber es gibt immer mehr Läufer, die es als abwechslungsreiche Alternative in ihr Laufprogramm einbauen.

## Körperlicher Nutzen

Erstaunlicherweise haben Wissenschaftler herausgefunden, dass diese seltsame Aktivität tatsächlich einige klare Vorteile hat. Das Retro-Running stammt aus den 1970er-Jahren, als eine kleine Gruppe Physiotherapeuten es als Rehabilitationsmethode für verletzte Spitzensportler vorzuschlug. Da die Hüfte dabei weniger bewegt wird, sind die Auswirkungen auf die Gelenke geringer, und somit stellt das Rückwärtslaufen eine ideale Trainingsmethode für Menschen mit Knie- und Rückenproblemen dar. Einer südafrikanischen Studie zufolge verbessert es auch die Fitness von Herz und Lunge und fördert die Koordination.

## Los geht's!

Zuerst sollten Sie sich eine Laufstrecke suchen, die sicher ist und auf der es keine Schlaglöcher, Verkehrsschilder oder sonstige Hindernisse gibt, etwa einen Sportplatz. Lassen Sie es langsam angehen. Machen Sie kleine Schritte, um immer die Kontrolle zu behalten. Beim Rückwärtslaufen setzt man zuerst den Fußballen und dann die Ferse auf. Wenn das gut klappt, laufen Sie in einminütigen Sequenzen und wiederholen das Ganze zwei- bis dreimal. Dazwischen joggen Sie langsam normal vorwärts weiter.

## Perfekte Technik

Nach einigen Wochen werden Sie Ihre Angst vor Zusammenstößen weitestgehend verloren haben und können damit beginnen, Ihre Rückwärtslaufzeit auf fünf oder sechs Minuten auszudehnen. Jetzt können Sie auch versuchen, größere Schritte zu machen. Wollen Sie Ihre Beine stärker dehnen, versuchen Sie einmal, rückwärts ein leichtes Gefälle hinabzulaufen.

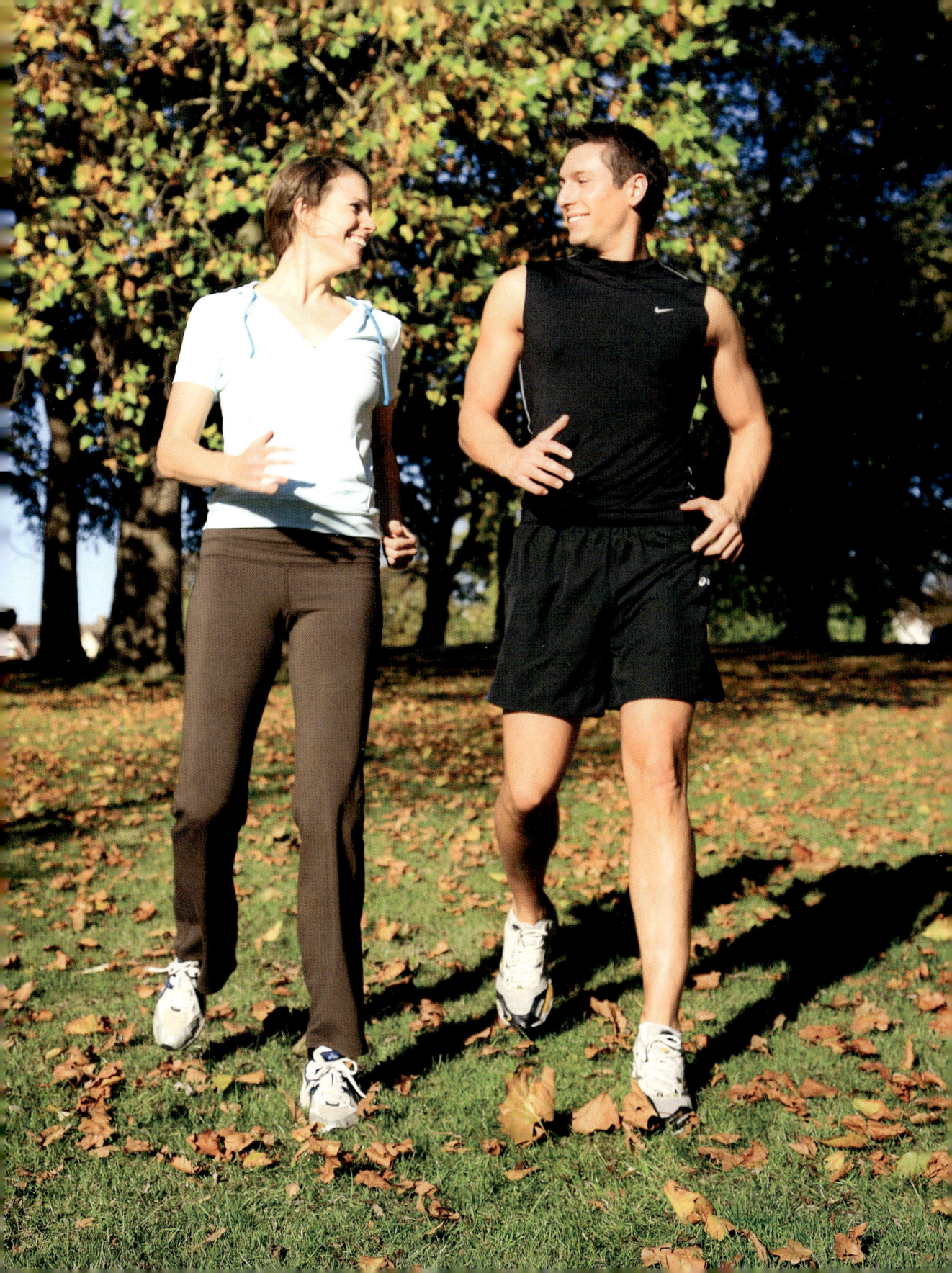

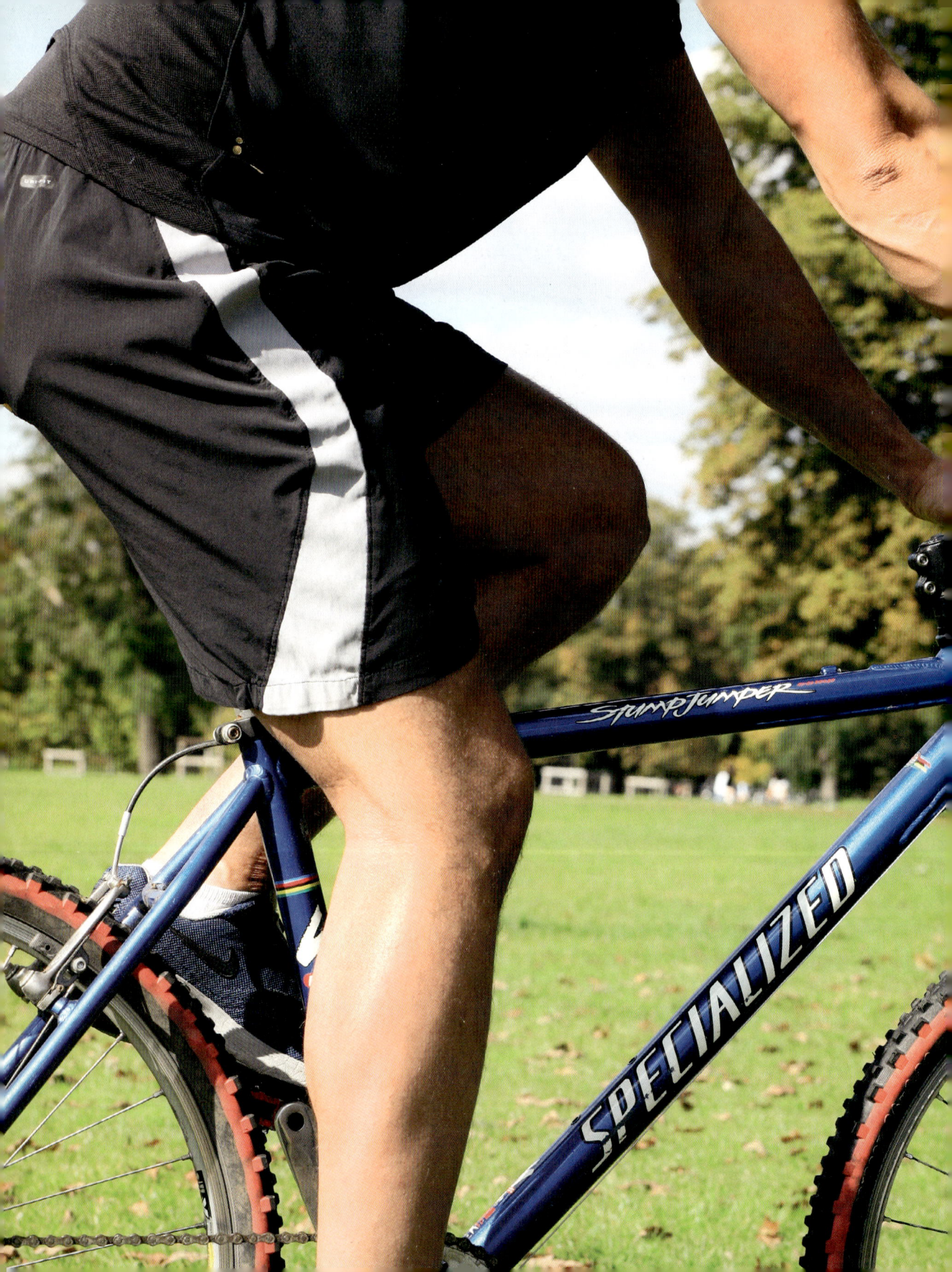

# Rad fahren

Mit dem Fahrrad zur Arbeit zu fahren, ist einer der effektivsten Wege, Stress abzubauen und Gewicht zu verlieren. Während Autos und Busse im Stau stehen, können Sie auf dem Fahrradweg einfach an ihnen vorbeirauschen. Dabei sind sie nicht nur schneller im Büro, sondern formen auch noch Ihre Beine und Ihr Gesäß und verbessern Ihre Kondition. Und das sind noch nicht die einzigen Vorteile: Berufspendler, die normalerweise mit dem Auto fahren würden, sparen auf diese Weise so viel $CO_2$ ein, wie ein Kleinwagen wiegt.

## Körperlicher Nutzen

In die Pedale zu treten, fordert die meisten Muskeln in den Beinen und im Gesäß und verleiht ihnen einen wunderbar geformten Unterkörper. Am meisten profitieren jedoch Ihr Herz und Ihre Lunge vom regelmäßigen Radeln. Zudem verbrennen Sie dabei ordentlich Kalorien – selbst ein sanftes Dahinradeln mit 3 Kilometern pro Stunde verbraucht 2 kcal pro Minute. Fahren Sie schneller und vielleicht auch noch in hügeligem Gelände, verbrauchen Sie stolze 400 kcal pro Stunde.

Da Ihr Körper bei dieser Aktivität jedoch vom Fahrrad gestützt wird, hat es keine positiven Auswirkungen auf die Knochen und schützt nicht so gut vor Osteoporose wie das Gehen oder Joggen. Einigen Untersuchungen zufolge kann das Radfahren auch negative Auswirkungen auf die männliche Fruchtbarkeit haben, denn es gibt vermutlich eine direkte Verbindung zwischen dem Radfahren und einer verminderten Durchblutung im Unterleib, die erektile Dysfunktionen nach sich ziehen kann. Schmale, ungepolsterte Sättel führten dabei zu den größten Problemen, und so gibt es heute auch für Männer eine große Auswahl an bequemeren Alternativen. Da der Nutzen des Radfahrens jedoch viel größer ist als seine Nachteile, treten Sie doch einfach einmal wieder in die Pedale!

## Los geht's!

Selbstverständlich benötigen Sie ein Fahrrad. Am besten lassen Sie sich in einem Fachgeschäft beraten, welche Fahrradgröße für Sie geeignet ist. Gepolsterte Radlerhosen sind eine gute Investition, wenn man täglich längere Strecken fährt. Falls Sie längere Zeit nicht mehr geradelt sind, sollten Sie erst einmal mit zehn bis 20-minütigen Fahrten in ebenem Gelände beginnen. Nach und nach können Sie dann die Dauer und den Schwierigkeitsgrad steigern.

## Perfekte Technik

Achten Sie darauf, dass Ihr Sattel auf die richtige Höhe eingestellt ist – Anfänger machen oft den Fehler, den Sattel zu hoch oder zu niedrig einzustellen. Ihr Bein sollte in der unteren Pedalstellung fast ganz gestreckt sein, um Krämpfe zu vermeiden und die Tritteffizienz zu erhöhen. Benutzen Sie keinen zu hohen oder zu niedrigen Gang, das strengt Sie nur unnötig an. Ihr Ziel sollten ungefähr 60 bis 70 Umdrehungen pro Minute sein, um die Durchblutung in den unteren Extremitäten zu maximieren.

# Jogging

Rennen ist eine der natürlichsten Fort-bewegungsarten. Vom Kleinkindalter an ist das Rennen für den Menschen die schnellste Methode, um aus eigener Kraft von A nach B zu gelangen. Es ist aber nicht nur eine gute Transport-methode: Das Joggen ist einer der effektivsten Wege, fit zu werden und viele Kalorien zu verbrennen.

## Körperlicher Nutzen

Jogging kräftig die Muskeln auf der Rückseite der Oberschenkel, den Quadrizeps, die Mus-keln an der Vorderseite der Hüfte sowie die Muskeln in den Waden und im Gesäß. Die pumpenden Armbewegungen stärken bis zu einem gewissen Grad auch den Oberkörper. Läuft man mit etwa 10 Kilometern pro Stunde, verbraucht man in der Stunde gut 590 kcal. Grundsätzlich verbrennt man beim Joggen im Gelände mehr Kalorien als beim Joggen auf Asphalt, da die Beine im Gelände mehr arbeiten müssen.

Das Joggen belastet jedoch die Gelenke wesentlich stärker als etwa das Gehen und ist daher nicht für jeden wirklich gut geeignet. Jedesmal, wenn der Fuß des Joggers auf den Boden trifft, muss er das Equivalent seines dreifachen Körpergewichts mit den Beinen und der Wirbelsäule abfedern.

## Los geht's!

Einer der größten Vorteile des Joggings ist der geringe finanzielle Aufwand, der damit verbunden ist. Es ist sehr wichtig, sich ver-nünftige Joggingschuhe zuzulegen, am besten aus dem Fachgeschäft. Frauen sollten sich zusätzlich einen guten Sport-BH kaufen, ansonsten kann man aber alles tragen, was bequem ist und die Arme und Beine in der Bewegung nicht behindert. Schicke Jogging-klamotten mögen toll aussehen, schneller werden Sie dadurch aber auch nicht.

## Perfekte Technik

Man muss kein Weltraumforscher sein, um sich auszurechnen, dass die nickenden Kopfbewegungen – bei einem durchschnitt-lichen Kopfgewicht von 4,5 Kilogramm – den Oberkörper beim Joggen stark belasteten. Vor allem der Nacken, die Schultern und die Wirbelsäule sind davon betroffen. Richtet man seinen Blick auf ein imaginäres Ziel in etwa 20 bis 30 Metern Entfernung, hilft das, den Kopf ruhig zu halten. Klatschendes Auftreten (oder „Plattfußlaufen", was man häufiger auf Laufbändern beobachten kann) ist ein Warn-signal, dass Ihre Technik nicht stimmt. Der ganze Körper wird dadurch belastet, daher sollten Sie üben, leichtfüßig und leise zu lau-fen, also eher auf dem Fußballen und nicht auf der Ferse aufzukommen. Ein weiterer beliebter Fehler ist das unkoordinierte „Herumwedeln" mit den Armen. Anstatt entspannend zu wirken, wie viele vermuten, sorgt es in Wirk-lichkeit für mehr Anspannung, da sich die Schultern verkrampfen, um die irregulären Bewegungen auszugleichen.

# Fünf Vorschläge für Jogging im Alltag

**1** Rennen Sie, anstatt zu gehen – joggen Sie langsam, wenn Sie mit dem Hund Gassi gehen, zur Arbeit laufen oder den Kinderwagen schieben.

**2** Prüfen Sie, ob es in der Nähe Ihres Arbeitsplatzes eine Laufgruppe gibt. Wenn nicht, gründen Sie doch selbst eine! Tägliches Joggen kann für Ihre Leistungsfähigkeit Wunder bewirken.

**3** Falls Sie bereits zu Fuß zur Arbeit gehen, setzen Sie sich kleine Ziele, z. B. zu jedem zweiten Laternenmast zu joggen. Die Geschwindigkeit beim Joggen zu variieren – eine Übungsform, die als „Fahrtspiel" (vom schwedischen „fartlek", ein Geschwindigkeitsspiel) – bekannt ist, hat starke positive Auswirkungen auf Ihre Kondition.

**4** Rennen Sie Treppen hinauf und hinab, anstatt zu gehen.

**5** Joggen Sie im Wasser. Das mag sich seltsam anhören, ist aber äußerst effektiv. Gehen Sie ins Schwimmbad und besorgen Sie sich einen Auftriebsgürtel, der Sie beim Joggen im tiefen Wasser an der Oberfläche hält. Physiotherapeuten empfehlen diese Trainingsform, um die Kondition zu verbessern, ohne die Gelenke zu belasten.

## Wussten Sie schon?

Allgemein gilt Jogging als Feind der Hüften und der Knie. Eine Studie hat jedoch ergeben, dass regelmäßiges Laufen verletzliche Gelenke vor Schäden schützt, anstatt sie abzunutzen. In dieser Studie beobachteten amerikanische Forscher 14 Jahren lang 500 Läufer eines örtlichen Sportclubs (in der Studie „Dauerläufer" genannt) zusammen mit 300 inaktiven Menschen („Nichtläufern") zwischen 50 und 60 Jahren.

Als die Ergebnisse eines jährlichen Gesundheitsfragebogens analysiert wurden, stelle man Folgendes fest:

- Die Dauerläufer, die wöchentlich mindestens sechs Stunden liefen, hatten in ihren 60er- und 70er-Jahren weniger Verletzungen und Schmerzen als die Nichtläufer.

- Während 43 Prozent der inaktiven Gruppe unter Arthritis litten, waren nur 35 Prozent der Jogger von der Krankheit betroffen.

Es schien, dass der Schutzeffekt vom regelmäßigen Jogging stammte, das zu einer allgemeinen Kräftigung der Muskeln, Knochen und Gelenke geführt hatte.

# Treppen steigen

Haben Sie sich jemals gefragt, woher die Idee zu einem der beliebtesten und effektivsten Geräte im Fitnessclub stammt? Die Antwort ist natürlich: von Treppen, die wir fast jeden Tag nutzen. Stepper basieren auf dem Prinzip, eine normale Treppe hinaufzulaufen bzw. zu rennen – eine Aktivität, die so anstrengend ist, dass sie sogar im Trainingsprogramm von Profisportlern zu finden ist.

## Körperlicher Nutzen

Das Treppensteigen formt das Gesäß, die Beine und den Bauch und ist damit eine der besten Allroundübungen. Sportwissenschaftler fanden zudem heraus, dass täglich sechs Minuten Treppensteigen ausreicht, um den Cholesterinwert um zehn bis 15 Prozent zu senken und die Fitness um zehn bis 15 Prozent zu verbessern. Dabei untersuchten sie, welche Auswirkung es hat, täglich mit Unterbrechungen ein paar Stockwerke Treppen zu steigen. Sie stellten fest, dass sich die kardiovaskuläre, d. h. Herz und Kreislauf betreffende Fitness und Gesundheit deutlich verbesserten.

In einer weiteren Studie wurden Arbeitnehmer dazu angehalten, im Firmengebäude sechs Wochen lang Treppen zu steigen. Am Ende hatten gerade die zuvor übergewichtigen Testpersonen deutlich abgenommen.

## Technik

Halten Sie den Rücken gerade und die Hüfte nach vorn gerichtet. Beugen Sie die Arme im rechten Winkel. Achten Sie darauf, den Kopf und den Rücken nicht zu verdrehen.

## Wie viele Treppen sollte ich steigen?

Täglich drei Etagen Treppen zu steigen ist besser als gar nichts. Gemäß der britischen Everyday-Sportkampagne, in der das Treppensteigen als ideale Trainingsmöglichkeit angepriesen wird, entsprechen 3.407 Meter Treppen drei kleinen Bergen. Das ist doch ein tolles Ziel, oder?

### Wussten Sie schon?

In einer Studie der Harvard University fand man heraus, dass Männer, die täglich acht Stockwerke Treppen stiegen, eine um 33 Prozent geringere Sterblichkeitsrate in Bezug auf koronare Herzerkrankungen hatten als inaktive Männer.

### Seltsam, aber wahr

Treppenläufe sind in Chicago, Boston, Denver, Detroit, Toronto, Miami und San Francisco die neueste Fitnessherausforderung. In New York veranstalten die New York Road Runners seit 1978 große Läufe.

Die American Lung Association unterstützt diese Treppenläufe, weil bereits ein 15-minütiges Treppentraining auf das Herz-Kreislauf-System die gleichen positiven Auswirkungen hat wie ein doppelt so langer Lauf in ebenem Gelände.

# Übungen im Auto

Wenn Sie viel mit dem Auto unterwegs sind, können Sie mit diesen Übungen während der Fahrt so aktiv wie möglich bleiben. Seien Sie dabei jedoch sehr vorsichtig!

## Gesäß zusammenpressen

Diese Übung formt die Gesäßmuskeln und kann überall durchgeführt werden, ohne dass jemand etwas davon bemerkt. Spannen Sie einfach die Gesäßmuskeln zehn Sekunden lang so fest wie möglich an und entspannen Sie sich dann wieder. Wiederholen Sie das Ganze zehnmal.

## Oberschenkel formen

Pressen Sie beim Fahren die Oberschenkel zusammen, sodass die Muskeln auf der Innenseite kräftig arbeiten müssen. Sie können die Übung noch effektiver machen, indem Sie sich etwas (z. B. einen Tennisball) zwischen die Knie klemmen. Halten Sie die Position jeweils zehn Sekunden lang, bevor Sie sich entspannen. Wiederholen Sie die Übung zehnmal.

## Schulterdehnung

Halten Sie das Lenkrad leicht mit beiden Händen. Lassen Sie dann die Schultern sinken und ziehen Sie sie nach hinten, als wollten Sie eine Münze zwischen die Schulterblätter klemmen. Halten Sie die Position zehn Sekunden lang, bevor Sie sich entspannen. Ziehen Sie bei der Übung aber nicht am Lenkrad.

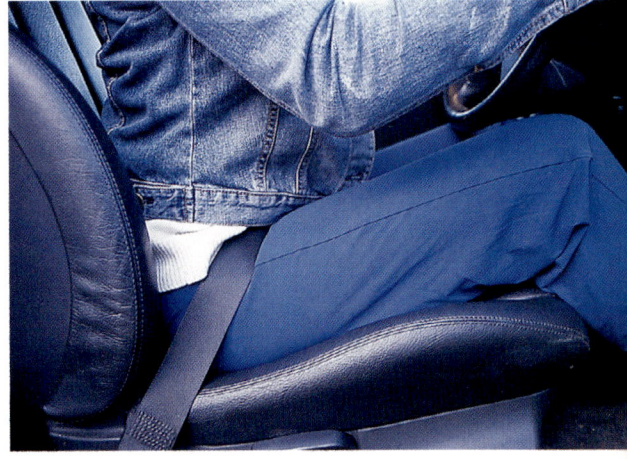

## Trainieren Sie die Kalorien ab

Haben Sie Durst und glauben Sie, eine Cola sei die Lösung? Nicht so schnell. Stark **kohlensäurehaltige Getränke** enthalten meist sehr viel Zucker, es sei denn, sie sind künstlich gesüßt. Eine Dose Cola (330 ml) enthält ungesunde 35,6 g Zucker und 141,8 kcal. Um eine Dose wieder abzuarbeiten, müssten Sie eine der folgenden Aktivitäten ausführen:

- 30 Minuten Regenrinnen säubern
- 28 Minuten in einem Theaterstück mitspielen
- 23,5 Minuten Cheerleader bei einer Sportveranstaltung sein
- 14 Minuten mit einem vollen Koffer Treppen hinaufrennen

# Inlineskating und Rollschuhlaufen

Inlineskating liegt voll im Trend und ist sehr modern. Lassen Sie sich von dem allzu „coolen" Image aber bloß nicht abschrecken! Inlineskaten ist nämlich als Sportart für alle gut geeignet, vom Teenager bis zum Rentner. Es ist jedoch sinnvoll, zu Beginn einen Skatingkurs zu belegen oder zumindest einige Zeit zu üben, bevor Sie die Inliner als Transportmittel zur Arbeit und als Weg zu einem schlanken Körper nutzen.

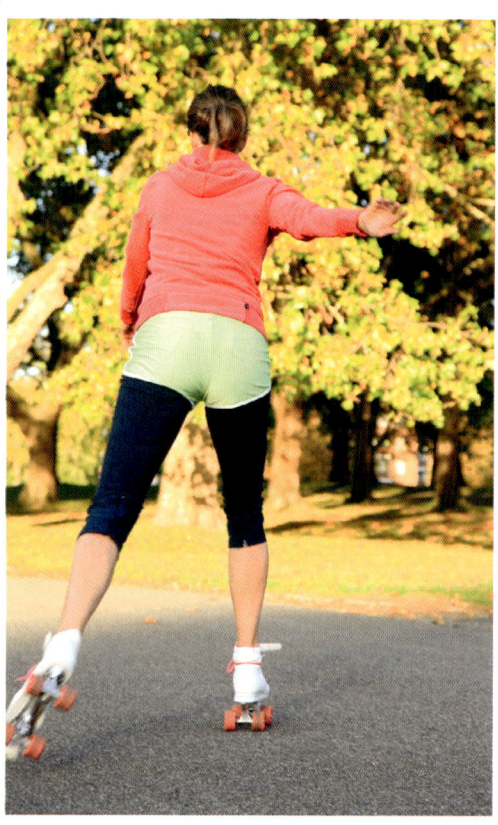

## Körperliche Vorteile

Obwohl der aerobe Nutzen des Inlineskatings nicht allzu groß ist, ist er immer noch größer, als mit dem Auto oder dem Bus zur Arbeit zu fahren. Mit ein bisschen Mühe kann man auch ein hartes Training daraus machen, z. B. mit Geschwindigkeitseinlagen, Ausfallschritten usw. Am meisten profitieren Ihre Bein- und Gesäßmuskeln von der Bewegung (Kylie Minogue etwa sagt, dass ihr knackiger Po das Resultat regelmäßigen Inlineskatens ist). Da es relativ sanft zu den Gelenken ist, eignet es sich auch gut für Menschen mit schwachen Knien. Außerdem verbrennt man dabei bis zu 380 kcal pro Stunde. Übrigens: Auch das gute alte Rollschuhlaufen (siehe links und rechts) hat ähnliche Effekte.

## Los geht's!

Sie benötigen natürlich Inlineskates sowie eine Schutzausrüstung für Kopf, Ellbogen, Hände und Knie. Obwohl Schutzhelme nicht vorgeschrieben sind, möchte ich sie Ihnen sehr ans Herz legen, vor allem, wenn Sie in viel befahrenen Gegenden unterwegs sind oder regelmäßig größere Straßen kreuzen. Als Anfänger empfehle ich Ihnen, sich zuerst einmal eine Ausrüstung zu leihen, bevor Sie viel Geld für eine eigene ausgeben. Denken Sie daran, dass Sie nicht überall skaten dürfen – an einigen Orten ist es verboten. Informieren Sie sich vorher immer über Ihre geplante Strecke.

### Perfekte Technik

Selbst wenn Sie bereits skaten können, sollten Sie sich die Zeit nehmen, Ihre Technik zu perfektionieren. Inlineskating ist ein bisschen wie Ski fahren: Ihre Knie befinden sich leicht vor den Zehenspitzen (Vorlage), und Sie drücken Ihr Schienbein an die Vorderseite Ihrer Stiefel. Stellen Sie sich vor, Sie schieben einen Kinderwagen, wenn Sie skaten. Vermeiden Sie es, die Arme unkoordiniert zu schwingen, das bringt Sie aus dem Gleichgewicht. Zu Beginn stehen Ihre Füße hüftbreit auseinander. Nun drücken Sie sich mit einem Bein seitlich ab, setzen das andere Bein auf usw.

### Machen Sie es schwieriger

**Skatekniebeuge:** Eine tolle Übung für die Oberschenkelmuskulatur! Bringen Sie beim Skaten die Knie zusammen. Beugen Sie diese dann und gehen Sie in die Hocke. Legen Sie die Hände auf die Knie, halten Sie den Rücken gerade. Richten Sie sich nach fünf bis zehn Sekunden wieder auf und skaten Sie weiter, bevor Sie das Ganze wiederholen.

### Wussten Sie schon?

Inlineskating ist inzwischen so populär geworden, dass Stadtläufe wie der Pari Roller, ein 30-km-Lauf durch Paris, der jeden Freitag Abend abgehalten wird, bis zu 15.000 Skater anziehen. Ähnliche Veranstaltungen finden im Sommer unter anderem auch in London, Berlin und vielen anderen Städten weltweit statt.

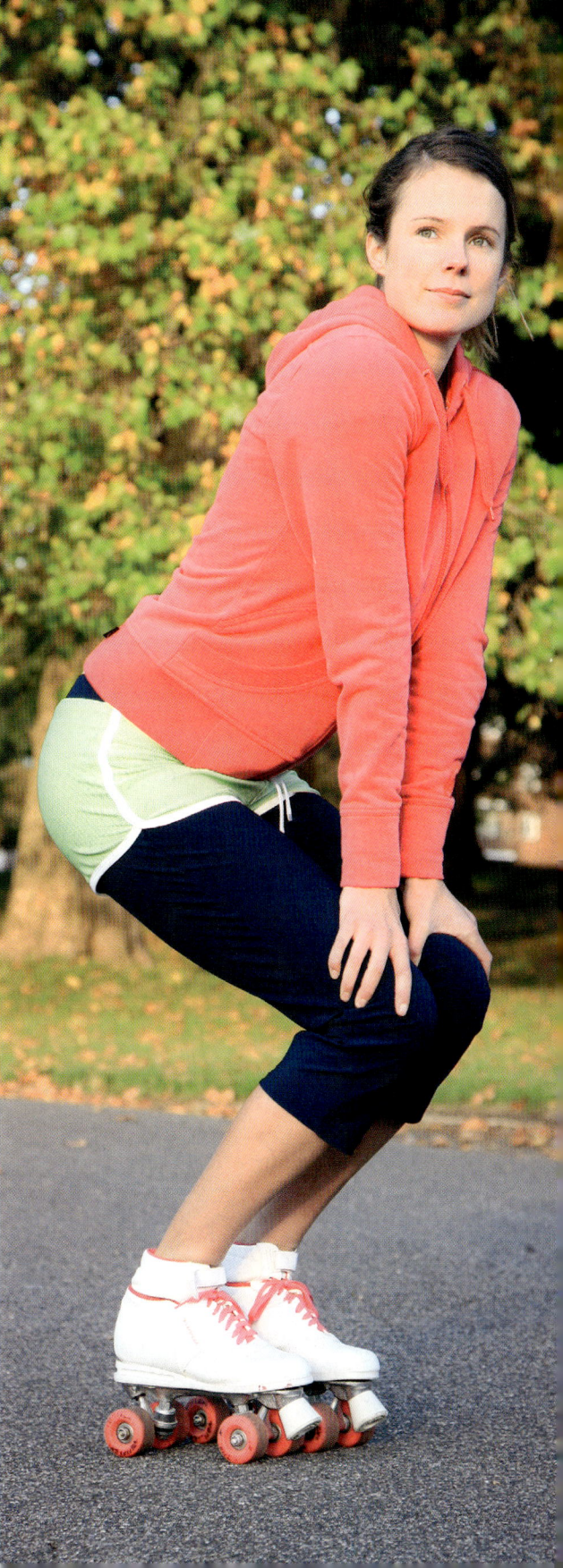

# Kapitel 6

Kinder werden als einer der Hauptgründe angegeben, warum viele ihr Fitnessprogramm schleifen lassen. Das Familienleben ist oft hektisch, und Eltern, die alles unter einen Hut zu bringen versuchen – in vielen Fällen heißt das Arbeitsplatz, Hausaufgaben, außerschulische Aktivitäten der Kinder und die eigenen Verpflichtungen –, haben am Ende des Tages gerade noch genug Energie, um sich auf das Sofa fallen zu lassen. Es ist aber viel einfacher, Bewegung in Ihren Alltag zu integrieren, als Sie vielleicht glauben. Sie müssen nur Ihren Blickwinkel verändern, sodass Ihre Kinder kein Fitnesshindernis mehr sind, sondern zu einem Teil Ihres persönlichen Sportprogramms werden.

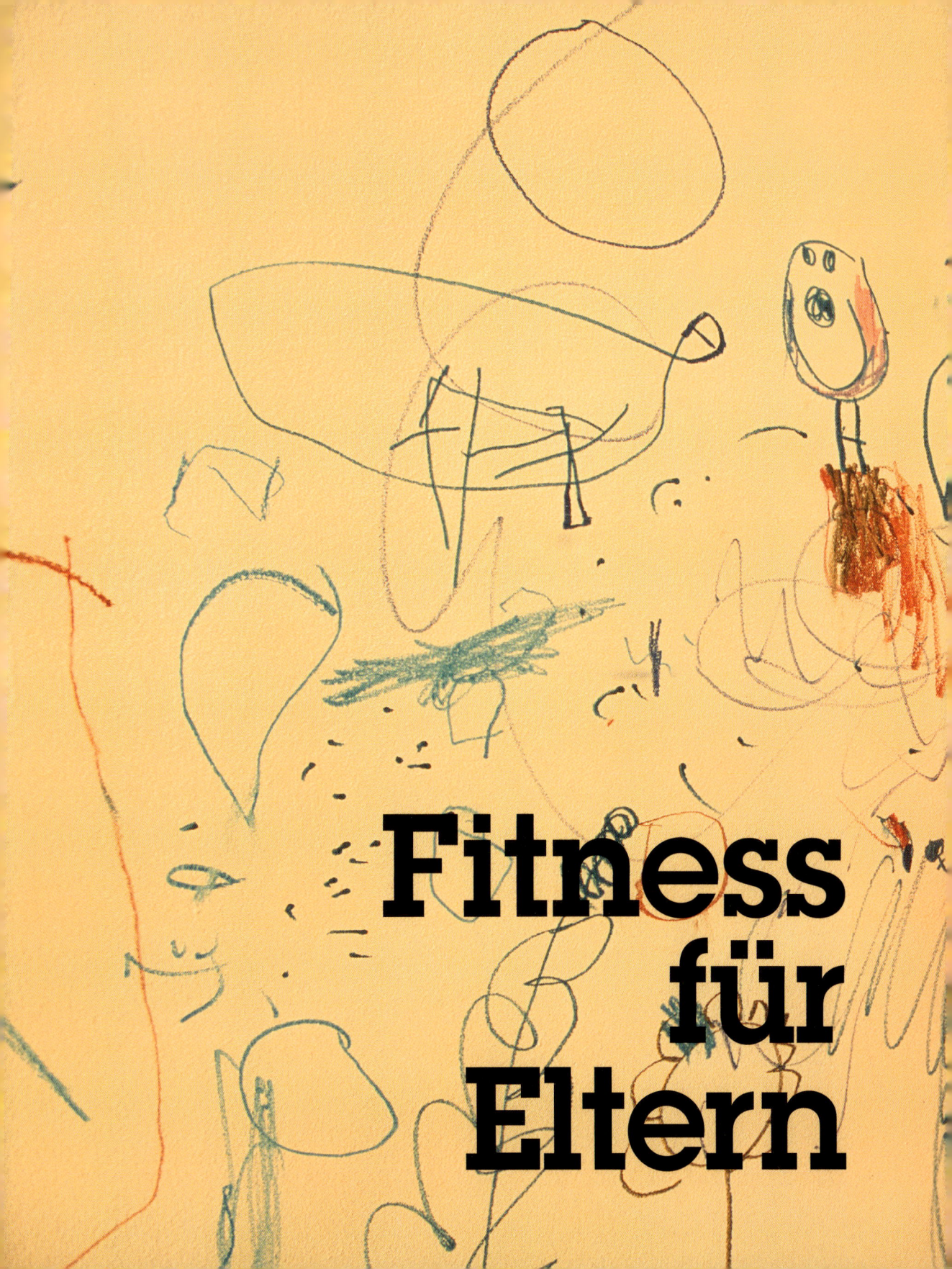

# Fitness für Eltern

# Babysport

Nach der Geburt eines Kindes wieder abzunehmen, ist schon schwierig genug, ohne dass Sie sich auch noch um einen Babysitter kümmern müssen, damit Sie ins Sportstudio gehen können. Warum trainieren Sie also nicht gemeinsam mit Ihrem Baby? Sich zusammen zu bewegen macht mehr Spaß, und Sie verbringen dabei wertvolle Zeit mit Ihrem Neugeborenen. Hier sind einige Tipps für die ersten Wochen und Monate.

## Ausrüstung

Mütter heben ständig den Kinderwagen ins Auto und wieder heraus, tragen Taschen voller Babysachen und transportieren Kinderstühle hin und her. Das Leben ist plötzlich ein einziges Sportprogramm. Oft geschieht dies jedoch, ohne auf den richtigen Bewegungsablauf zu achten, sodass sie ihrem Körper damit schaden. Die richtige Technik, um einen Kinderwagen zu heben, ist, die Beine einzusetzen – knicken Sie nicht in der Taille ein, das belastet Ihren Rücken zu sehr.

## Tragesysteme

Gehen ist eine der besten Bewegungsformen. Wenn Sie dabei Ihr Baby tragen, müssen Sie mehr Gewicht bewältigen und verbrennen dadurch mehr Kalorien. Fronttragesysteme bieten Ihnen dabei den Vorteil der Armfreiheit.

Viele Tragetücher sind ergonomisch nicht empfehlenswert, und während sie dem Baby zwar gut tun, sind sie für die Eltern nicht vorteilhaft. Die meisten Tragesysteme verteilen das Gewicht vor allem auf die Schultern, was die Gelenke belastet und die Wirbelsäule aus ihrer natürlichen Position bringt. Zudem wird man durch Fronttragesysteme nach vorn gezogen, und das führt durch die Verkürzung der Brustmuskeln und die Schwächung der Rückenmuskeln zu einer schlechten Haltung.

Zum Glück können Sie die negativen Auswirkungen wieder wettmachen, indem Sie mit Ihrem Baby trainieren. Pressen Sie die Schulterblätter zusammen, als wollten Sie damit Walnüsse knacken. Das strafft die Schultern und kräftigt den Rücken. Denken Sie immer daran, die Schultern zurückzuziehen, den Rücken gerade zu halten und die Bauchmuskeln anzuspannen, wenn Sie Ihr Baby vor dem Bauch tragen.

## Wussten Sie schon?

Musik kann Sie dazu inspirieren, sich mehr zu bewegen. Forschungen an der Londoner Brunel University ergaben, dass Musik mit hoher Taktzahl das Aktivitätsniveau eines Menschen um bis zu 20 Prozent steigern kann. Sportler, die zu auf ihren Bewegungsrhythmus abgestimmter Musik joggten, strengten sich bis zu 20 Prozent mehr an als andere. Auch leise Musik, die man nur im Hintergrund hört, kann das Bewegungsniveau immer noch um bis zu 10 Prozent steigern.

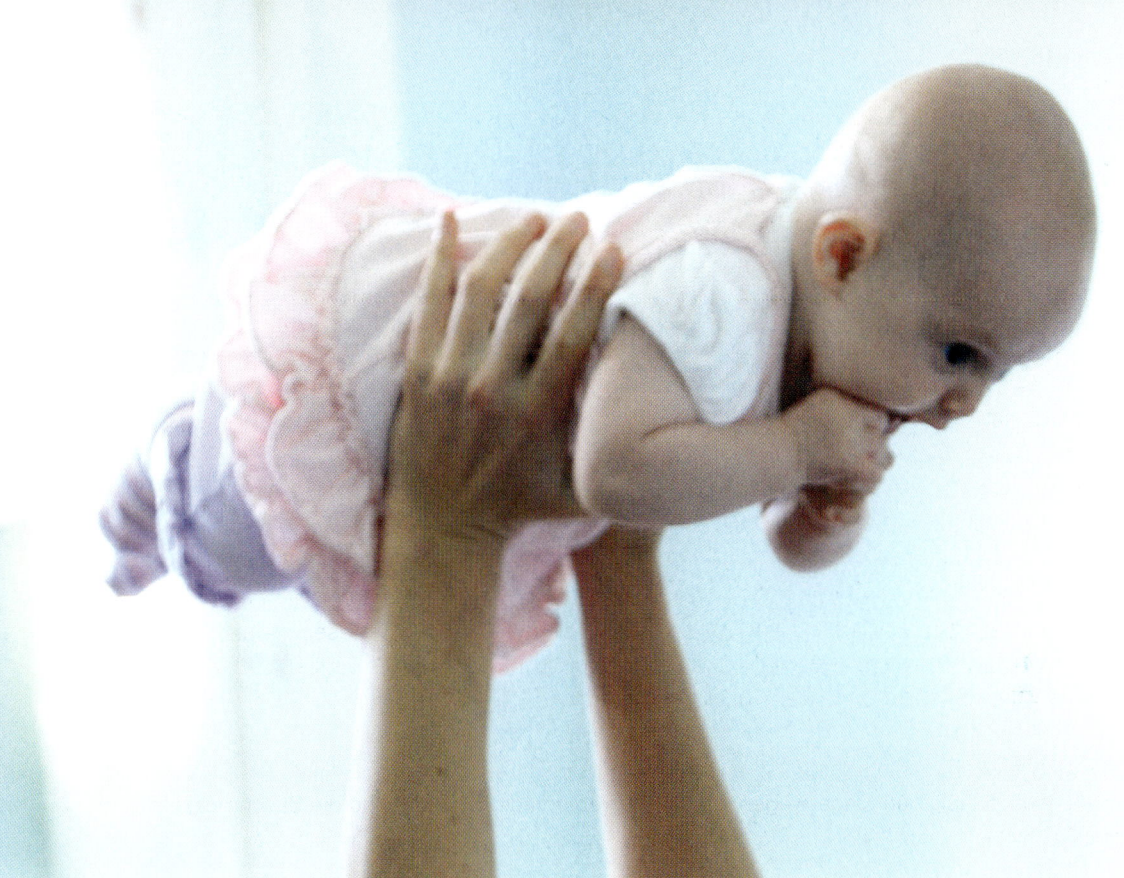

## Babys halten

Neugeborene lieben es, auf dem Arm gehalten zu werden. Mütter versuchen, sie so zu halten, dass sie mit ihrem normalen Leben weitermachen können. Es dauert nicht lang, bis das zu Schmerzen im Rücken, in den Schultern und in der Hüfte führen kann. Häufig liegt es daran, dass das Baby überwiegend auf einer Seite getragen wird. Stellen Sie sich vor, was das für eine Belastung für die Wirbelsäule ist! Probieren Sie stattdessen aus, das Baby in der Körpermitte zu tragen, sodass die Wirbelsäule gerade bleibt und das Gewicht gleichmäßig verteilt wird. Auf diese Weise nutzen Sie eher die Armmuskeln und belasten die Gelenke nicht so sehr. Falls das nicht klappt, wechseln Sie einfach öfter die Seite, damit es nicht zu muskulären Ungleichgewichten kommt.

## Seltsam, aber wahr

Ihre Kinder durchzukitzeln oder sich gegenseitig Witze zu erzählen, hilft dabei, Sie in Form zu bringen. Lachen ist tatsächlich eine Art Training, behaupten einige Physiotherapeuten, weil dabei vor allem die schrägen Bauchmuskeln, die den Bauch flach halten, angestrengt werden. Da dies tief liegende Muskeln sind, kann man sie sonst kaum gezielt trainieren, und viele Aktivitäten wie Aerobic fordern die Bauchmuskulatur nicht ausreichend. Der Schlüssel zur Kräftigung der schrägen Bauchmuskeln liegt in kleinen Bewegungen – da ist Lachen ideal, weil sich der Muskel dadurch zusammenzieht.

# Babyliegestütz

Dies ist eine gute Übung,
um die durch die Geburt ge-
schwächten Bauchmuskeln
wieder zu straffen. Halten Sie
die Bauchmuskeln immer
angespannt. Beginnen Sie mit
dem halben Liegestütz (Knie
auf dem Boden) und arbeiten
Sie sich zum ganzen Liegestütz hoch. Ihr Baby wird
vergnügt glucksen, wenn Ihr
Gesicht immer näher kommt
und sich wieder wegbewegt.

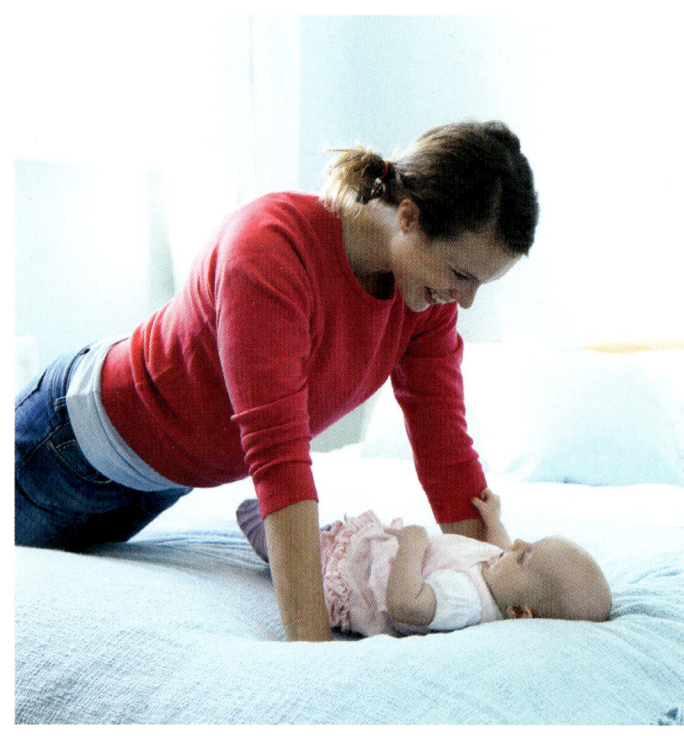

**1** Legen Sie das Baby auf das
Bett und gehen Sie über ihm
in Position. Die Hände sind unter
den Schultern, die Knie sind
gebeugt.

**2** Senken Sie Ihren Körper ab,
bis Ihre Nase fast die Ihres
Babys berührt. Drücken Sie die
Hände fest zu Boden und stre-
cken Sie Ihre Arme wieder aus.
Achten Sie darauf, dass Kopf,
Hals, Rücken und Hüfte dabei
eine Linie bilden.

10–15 Wiederholungen. Denken
Sie daran, die ganze Zeit die
Bauchmuskeln anzuspannen.

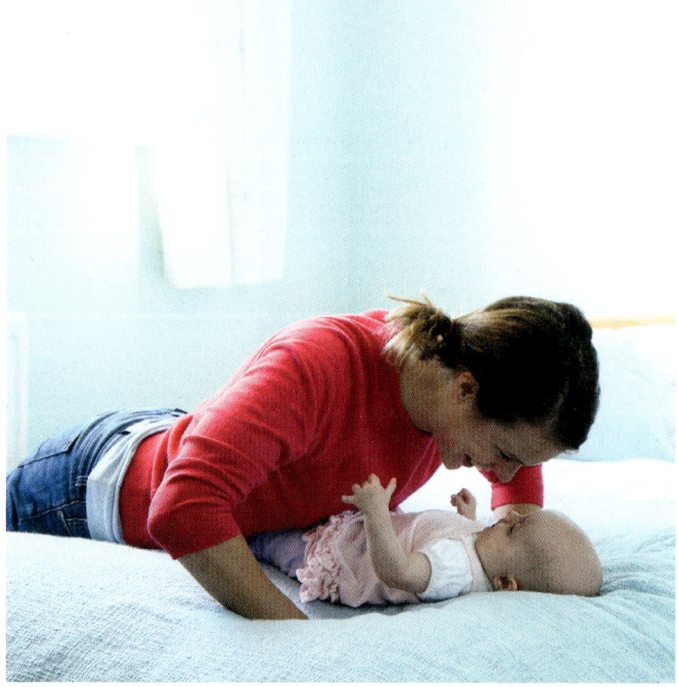

## Baby stemmen

Wer braucht schon ein Fitnessstudio, wenn man ein Baby hat? Ein Baby, das praktischerweise mitwächst, je stärker man selbst wird? Diese Übung kräftigt alle großen Muskeln im Oberkörper. Sie können damit beginnen, sobald Ihr Baby seinen Kopf selbst halten kann (etwa mit vier bis sechs Monaten).

**1** Legen Sie sich mit dem Rücken auf das Bett und heben Sie Ihr Baby mit beiden Armen über sich.

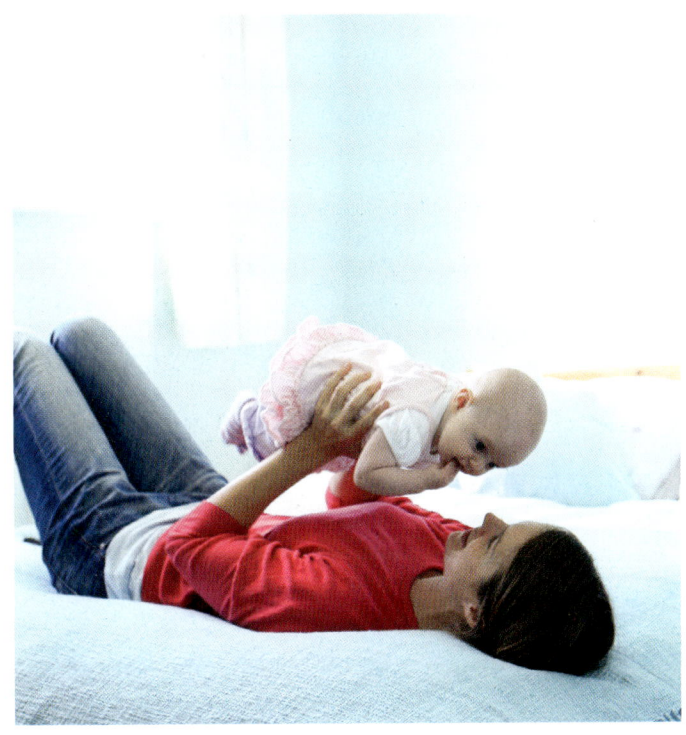

**2** Nun strecken Sie langsam die Arme und heben Ihr Baby an. Anschließend senken Sie es wieder ab. Je langsamer und kontrollierter Sie die Übung machen, desto mehr müssen Ihre Muskeln arbeiten.

*Stehen Sie auf und machen Sie die gleiche Übung zur Abwechslung im Stehen.*

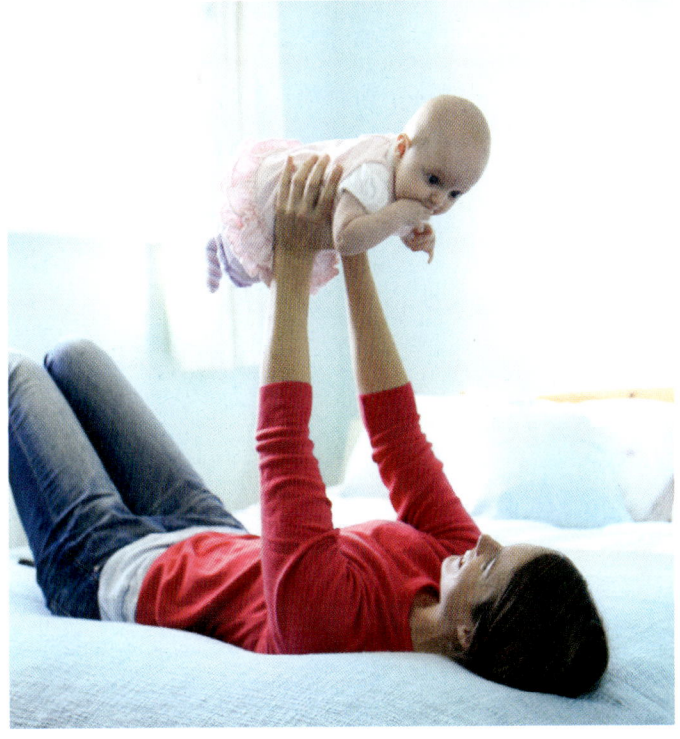

## Kleinkind heben

Einige Kleinkinder wiegen 13 Kilogramm oder mehr und müssen immer wieder hochgehoben werden. Das ist zwar körperlich anstrengend, bietet Ihnen aber auch ein gutes Training. Wenn Sie Ihr Kind vom Boden hochheben, sollten Sie sich mit einem Knie hinknien und das andere Bein beugen. Ihr Kind halten Sie dabei dicht an Ihrer Körpermitte. Nun drücken Sie sich mit den Beinen hoch, ohne den Oberkörper zu verdrehen. Heben Sie ein Kleinkind von oben herunter, drehen Sie den Prozess um und gehen Sie auf ein Knie hinunter, um das Kind wieder abzusetzen.

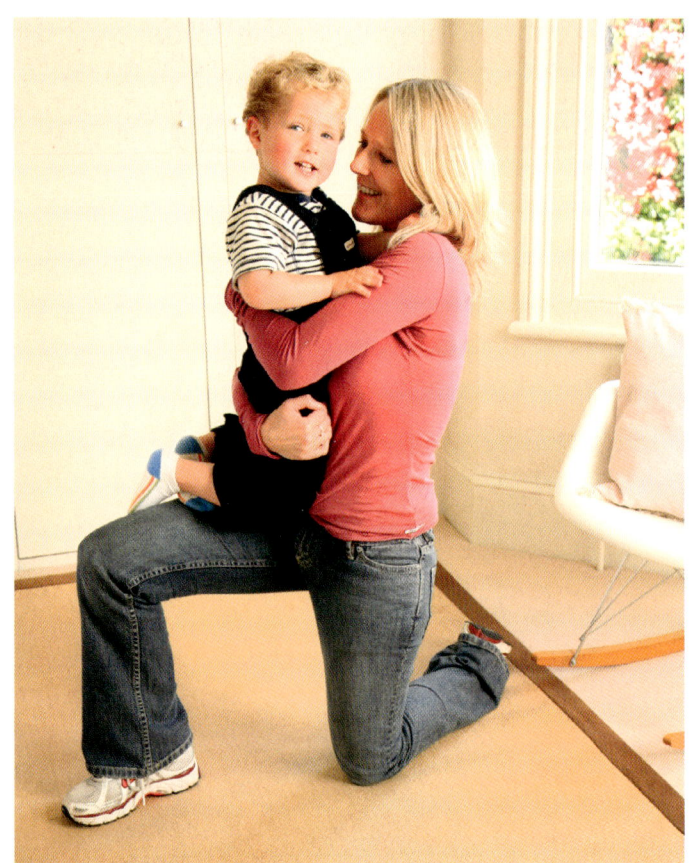

## Wussten Sie schon?

Tanzen (mit oder ohne Kindern) ist ein toller Weg, wesentlich mehr Kalorien zu verbrennen, als Sie vielleicht glauben. Viele Tänze sind ziemlich anstrengend, was sie zu einem guten Training für das Herz-Kreislauf-System macht. Selbst ruhigere Tänze entsprechen noch einem Spaziergang mit 5 km/h, während flottere Tänze wie Quickstep, Tango oder Jive einer ganzen Trainingseinheit im Sportstudio entsprechen. Beim Tanzen wird die Stützmuskulatur des Rumpfes gefordert. Gleichzeitig trainieren Sie die Muskeln zwischen den Schulterblättern, die den Rücken öffnen.

- In einer halben Stunde Tanzen verbrennt ein normaler Erwachsener, der 60 kg wiegt, etwa 150 kcal. Durch regelmäßiges Tanzen werden die Muskeln länger und schlanker, und man selbst wirkt größer, weil durch die Bewegungen der Abstand zwischen Hüfte und Becken vergrößert wird, der durch zu langes Sitzen meist stark verkürzt ist.
- Tanzen hat auch einen psychologischen Nutzen: So verbessert regelmäßiges Tanzen die Stimmung und verringert bei alten Menschen das Risiko, an Demenz zu erkranken.

# Kinderwagentraining

Ein Mangel an Zeit, Energie und passenden Babysittern bedeutet für viele junge Mütter, das in der Schwangerschaft zugenommene Gewicht noch unnötig lang mit sich herumzuschleppen. Jetzt gibt es aber ein Gegenmittel in Form des neuesten Fitnesstrends – Kinderwagentraining –, bei dem das Baby einfach mitkommt. In den USA hat das Kinderwagentraining einen kometenhaften Aufstieg hinter sich. Wo auch immer Sie sind, ob im Park, im Einkaufszentrum oder am Strand, überall sind Horden von Müttern, die sich „fit schieben". Mutter und Kind haben beide Spaß daran. Mein Sohn Frankie liebt es, von mir im Joggen zum Kindergarten geschoben zu werden. Er lacht und singt die ganze Zeit, und für mich ist es ein tolles Training.

## Körperlicher und geistiger Nutzen

Spaziergänge mit dem Kinderwagen sind in körperlicher und auch in geistiger Hinsicht sehr gesund für junge Mütter – eine Tatsache, die von australischen Forschern dokumentiert wurde. In einer Studie an Frauen, die unter Wochenbettdepressionen litten, zeigten die 20 Frauen, die ein zwölfwöchiges Kinderwagentraining absolvierten, die geringsten Symptome. Die Forscher zogen daraus den Schluss, dass die Geselligkeit der Übung (die Frauen liefen entweder mit einer Freundin oder in einer Gruppe) gepaart mit der aeroben Aktivität die Menge an Endorphinen, den Glückshormonen, im Blut steigerte und so zu diesem Effekt führte.

Für die meisten Frauen ist das Kinderwagentraining aber vor allem als Möglichkeit zum Abnehmen interessant. Indem Sie abwechselnd schnell und langsam laufen, erhöhen Sie die Intensität und werden schneller wieder fit.

## Los geht's!

Um sich an die Übungen zu gewöhnen, können Sie einen Kurs belegen, notwendig ist es aber nicht. Meist sehen die Kurse so aus: Die Trainerin läuft eine Stunde in einem höllischen Tempo voran und macht gelegentliche Pausen zum Dehnen und für Kraftübungen. Am besten orientieren Sie sich einfach an den Übungen auf den nächsten Seiten.

Sie benötigen nur wenig Ausrüstung. Mit guten Turnschuhen, einem Trainingsanzug und einem vernünftigen Sport-BH (besonders, wenn Sie stillen) ist es getan.

Während es ein stabiler, leichter Sportkinderwagen auf Asphalt tut, empfiehlt sich ein spezieller Joggingkinderwagen, falls Sie längere Strecken joggen oder gehen wollen bzw. öfter in unebenem Gelände unterwegs sind. Die Griffe müssen eine komfortable Höhe haben, und Sie sollten nicht über die Räder stolpern. Idealerweise ist der Wagen leicht zu manövrieren und gleichzeitig gut gefedert, damit Ihr Kind bequem darin sitzt. Joggingwagen haben größere Räder und solche mit mehr Profil. Oft werden aus normalen Kinderwagenspaziergängern rasch Kinderwagenjogger, die mit ihren Kindern an Straßenrennen und Volksläufen teilnehmen.

## Kinderwagensprint

Rennen Sie mit dem Kinderwagen auf gerader Strecke 20 Meter schnell und bremsen Sie dann wieder ab.

5 Wiederholungen

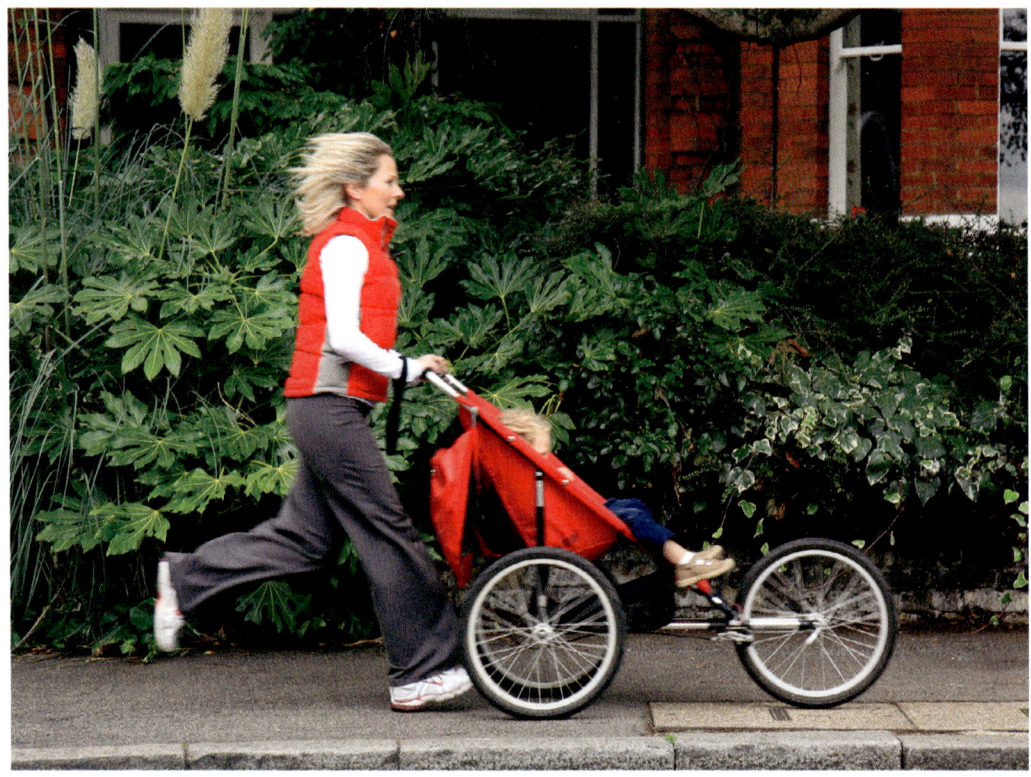

## Kinderwagenwalking

Beginnen Sie mit einer 15-minütigen Powerwalking-einheit. Sie machen es richtig, wenn Sie anfangen zu schwitzen und leicht außer Atem sind.

Schieben Sie zwischen den einzelnen Übungen immer wieder ein paar Minuten Powerwalking ein. Beenden Sie Ihre Trainingseinheit mit einem zehnminütigen Lauf.

## Bankstütze zum Kinderwagen

Suchen Sie sich eine Bank und stellen Sie den Kinderwagen so, dass Ihr Baby Sie ansieht.

**1** Stützen Sie Ihre Arme hinter Ihrem Körper auf den Banksitz und strecken Sie die Beine vor sich aus.

**2** Senken Sie Ihren Körper ab und drücken Sie sich dann wieder hoch. Diese Übung sollten Sie vor allem auf der Rückseite Ihrer Arme spüren.

10 Wiederholungen

## Ausfallschritt

Diese Übung können Sie im Stehen oder Laufen machen.

**1** Kinderwagen festhalten und einen Schritt nach vorn machen.

**2** Senken Sie das Gesäß, bis das rechte Bein rechtwinklig zum Boden ist.

**3** Richten Sie sich langsam wieder auf.

15 Wiederholungen, dabei die Beine abwechseln

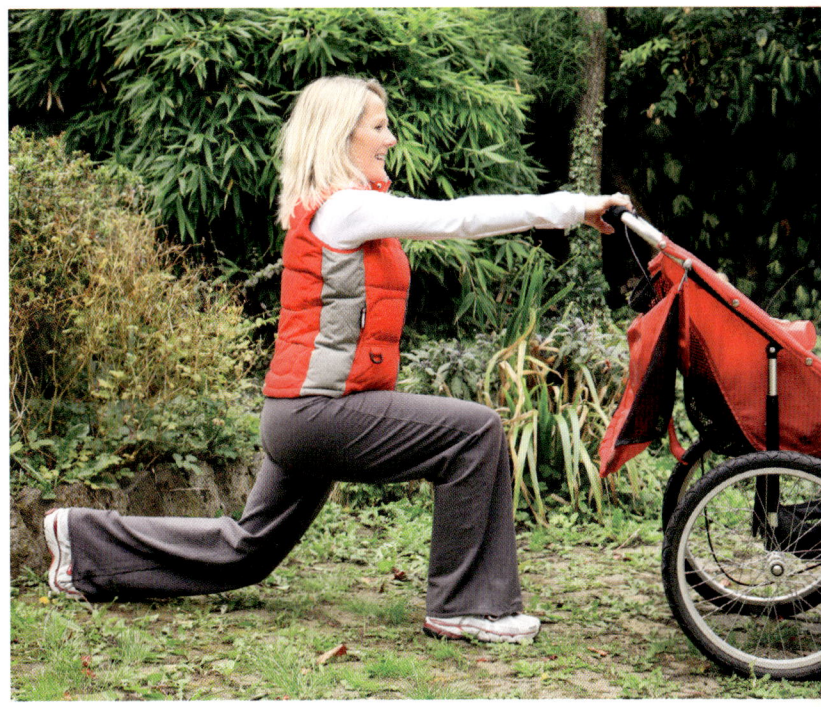

## Kniebeugen

**1** Halten Sie den Wagen fest und senken Sie den Körper ab, bis Ihre Oberschenkel parallel zum Boden sind, als würden Sie auf einem Stuhl sitzen.

**2** Halten Sie die Position kurz und richten Sie sich dann wieder auf. Ziehen Sie sich aber nicht am Wagen hoch!

20 Wiederholungen

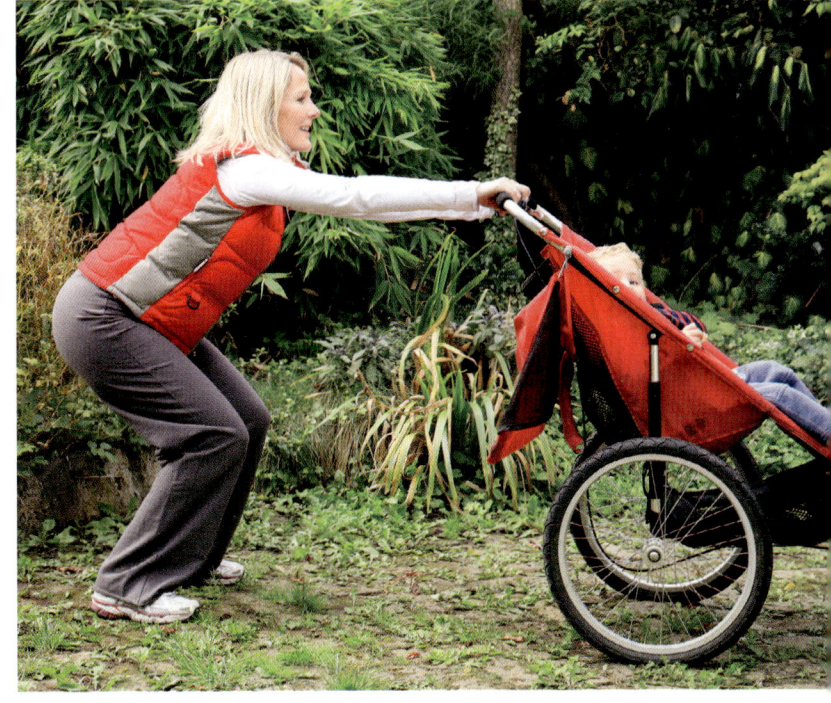

# Sport im Park

Zirkeltraining im Park ist in London und New York, wo man in Kursen mit Übungen an Parkbänken, Bäumen und Mauern vertraut gemacht wird, der heißeste Fitnesstrend. Wenn Sie das nächste Mal mit Ihren Kindern in den Park gehen, können Sie Ihre eigene Mini-Olympiade veranstalten. Legen Sie einen Trainingskurs fest, den Sie absolvieren, während die Kinder spielen, oder ermuntern Sie sie mitzumachen.

## Bankstütze

Diese Übung formt die Trizepsmuskeln in den Oberarmen und kräftigt den ganzen Oberkörper.

**1** Setzen Sie sich auf eine Bank, die Füße stehen flach auf dem Boden. Rutschen Sie vor, bis Ihr Gesäß und Ihre Hände am Rand der Bank sind. Ihre Füße bleiben auf dem Boden, die Beine sind im rechten Winkel gebeugt.

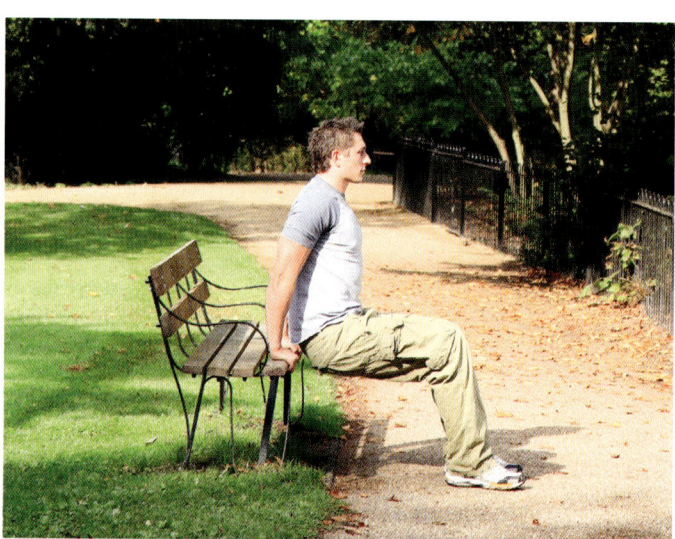

**2** Senken Sie nun langsam den Körper ab. Bleiben Sie mit dem Rücken ganz nah an der Bank, ohne sie zu berühren. Gehen Sie herunter, bis Ihre Oberarme parallel zum Boden sind. Dann drücken Sie sich langsam wieder hoch.

10 Wiederholungen, danach ruhen Sie sich 30 Sekunden aus, bevor Sie 3 weitere Wiederholungen machen.

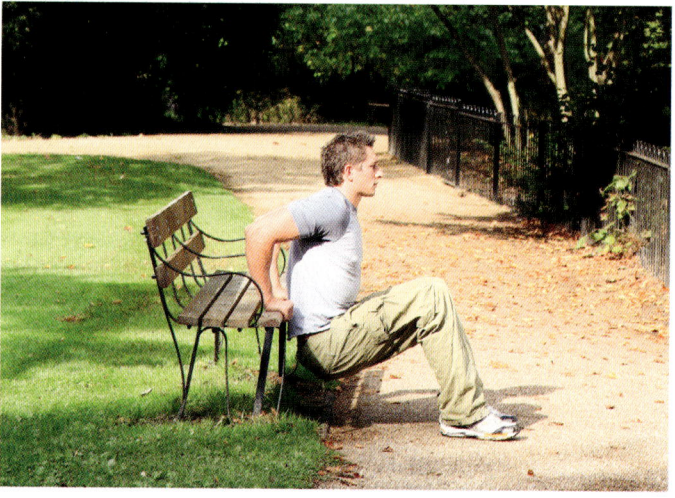

## Banksitups

Sie brauchen eine Bank oder
eine niedrige Mauer.

**1** Setzen Sie sich mit dem
Gesicht zur Bank auf den
Boden. Legen Sie sich nun auf
den Rücken und legen Sie die
Beine auf die Bank.

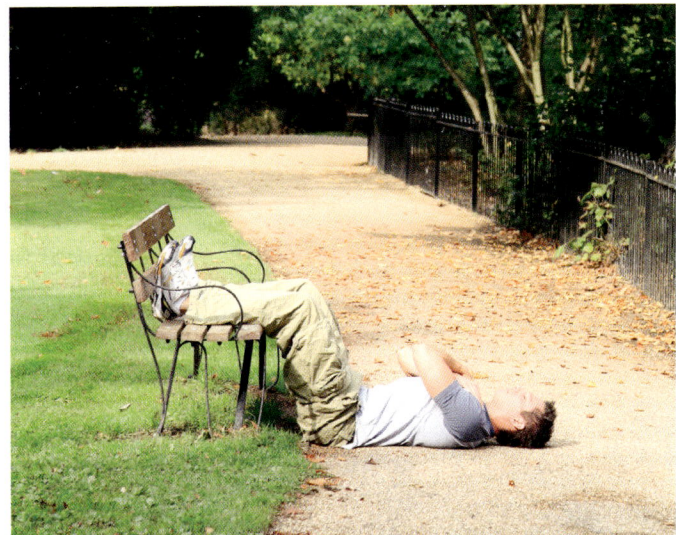

**2** Rutschen Sie vor, bis Ihre
Beine rechtwinklig gebeugt
sind. Verschränken Sie die Arme
vor der Brust und spannen Sie die
Bauchmuskeln an, während Sie
sich hochrollen. Rollen Sie danach
langsam wieder zurück.

8–10 Wiederholungen; bewegen
Sie sich dabei rhythmisch.

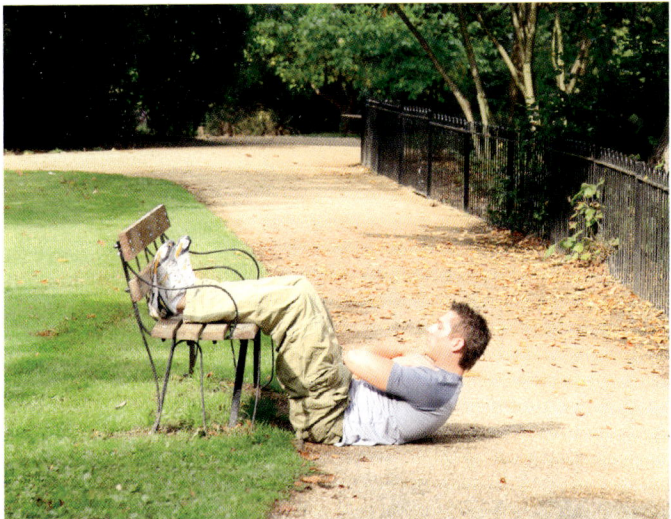

## Huckepack

Jemanden Huckepack zu tragen, macht viel Spaß und ist ein
toller Weg, den ganzen Körper zu kräftigen. Wichtig ist, immer
jemanden zu tragen, der weniger oder maximal genauso viel
wiegt wie man selbst. Sie können also Ihr Kind tragen, aber
nicht andersherum. Veranstalten Sie Huckepackrennen im Park;
bauen Sie Hindernisse, z. B. Bäume, in den Parcours ein.

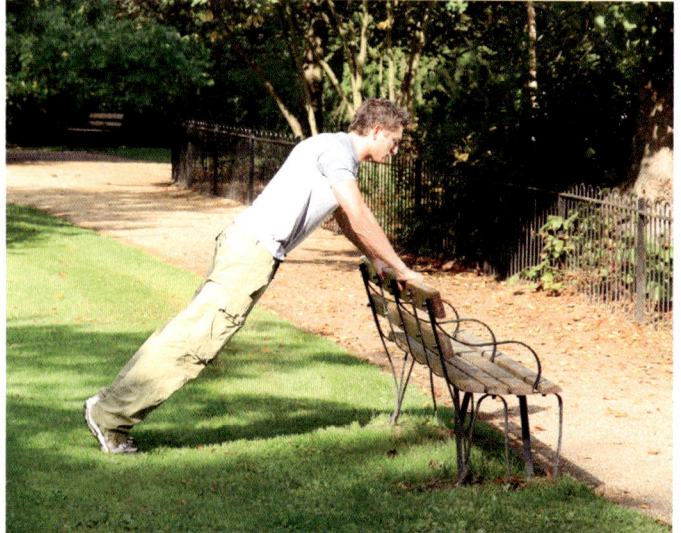

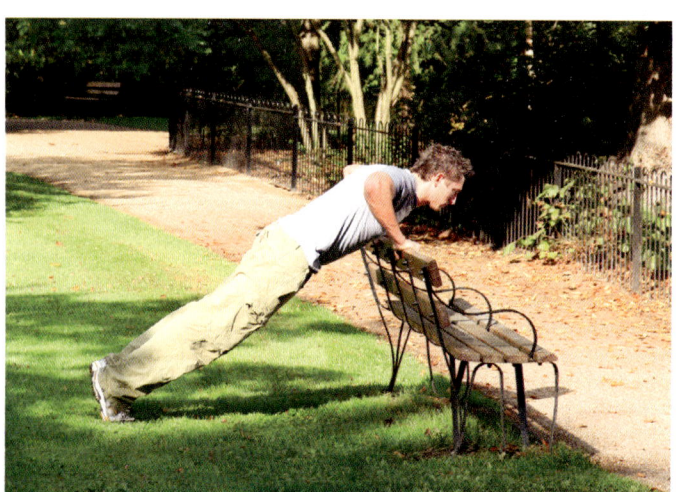

## Bankliegestütze

Liegestütze sind eine gute Übung, um den Oberkörper zu formen und die Brustmuskeln zu stärken.

**1** Stellen Sie sich an die Rückseite einer Parkbank und legen Sie Ihre Hände schulterbreit auseinander auf die Rückenlehne. Gehen Sie ein paar Schritte zurück, bis Ihr Körper eine diagonale Linie bildet. Spannen Sie das Gesäß an.

**2** Beugen Sie nun langsam die Arme und senken Sie die Brust zur Lehne. Halten Sie die Position kurz und strecken Sie die Arme dann wieder aus.

12 Wiederholungen ohne Pause; falls Ihnen das nicht gelingt, machen Sie 6 Wiederholungen, 20 Sekunden Pause und noch einmal 6 Wiederholungen.

## Shuttle-Runs

Shuttle-Runs sind eine gute Möglichkeit, die kardiovaskuläre, d. h. Herz und Gefäße betreffende Fitness und Geschwindigkeitsausdauer zu verbessern.

Suchen Sie sich zwei Bäume, die 10 bis 15 Meter auseinanderstehen, oder markieren Sie die Distanz mit zwei Taschen. Sprinten Sie so schnell wie möglich von einer Markierung zur anderen und zurück. Bremsen Sie bei der Wende nicht zu sehr ab. Machen Sie 6 Sprints, eine kurze Pause und dann weitere 6 Sprints.

*Wenn Sie fitter sind, können Sie auch zwischen den Markierungen hüpfen bzw. seitlich laufen usw. Ihre Muskeln werden sich wundern!*

## Hügelmärsche

Das Bergauflaufen stärkt das Herz-Kreislauf-System und verbrennt etwa ein Drittel mehr Kalorien als ein Lauf in ebenem Gelände.

Suchen Sie sich eine sanfte, etwa 50 bis 80 Meter lange Steigung und gehen Sie, so schnell Sie können, hinauf. Setzen Sie den ganzen Fuß auf und verlagern Sie Ihr Gewicht leicht nach vorn, sodass Sie sich mit den Zehen abstoßen können. Beugen Sie die Arme und halten Sie die Ellbogen eng am Körper. Schwingen Sie die Arme aus den Schultern heraus. Atmen Sie die ganze Zeit über normal.

Machen Sie 5 Hügelmärsche ohne Stop und laufen Sie nach jedem langsam wieder nach unten.

*Wenn Sie fitter werden, können Sie versuchen, die Arme im Rhythmus der Beine zu schwingen und schneller zu laufen. Machen Sie kurze Schritte und atmen Sie normal.*

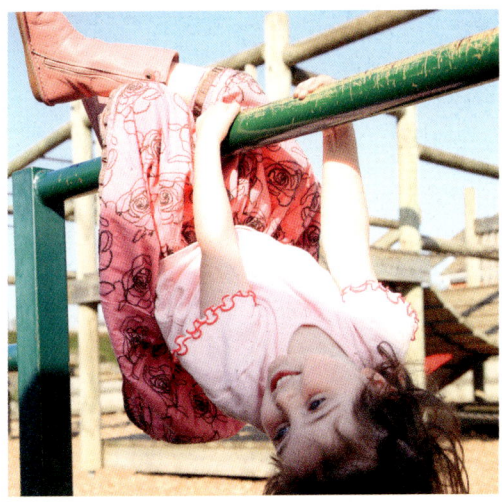

## Spielplatzfitness

Gehen Sie auf den Spielplatz und klettern Sie gemeinsam mit Ihren Kindern auf den Geräten herum. Zum einen ist es ein wunderbares Training, zum anderen macht es viel Spaß.

## Trainieren Sie die Kalorien ab

Einen **Hamburger** zu verschlingen, mag zwar im ersten Moment sehr befriedigend sein, wenn man richtig Hunger hat, aber was hat das für Folgen für Ihre Taille? Ein durchschnittlicher Hamburger hat etwa 492 kcal und unglaubliche 23 g Fett. Kommen dann noch Mayonnaise oder Käse und eine Portion Pommes Frites hinzu, steigt die Kalorienbilanz erheblich. Um einen Hamburger wieder abzuarbeiten, müssten Sie eine der folgenden Aktivitäten ausführen:

- 1 Stunde 38 Minuten die Waschmaschine ausräumen und Wäsche aufhängen
- 1 Stunde 30 Minuten mit einer Bohrmaschine bohren
- 1 Stunde 20 Minuten unkooperative Kinder einfangen, anziehen, in den Kindersitz setzen usw.
- 1 Stunde 15 Minuten Kisten für den Umzug packen
- 1 Stunde 10 Minuten nonstop mit den Kindern Himmel und Hölle spielen
- 1 Stunde 1 Minute jemanden im Rollstuhl bzw. eine voll beladene, schwere Schubkarre schieben

# Sexercise

Kinder zu haben sollte keine Ausrede sein, um die sexuelle Seite der Beziehung aufzugeben. Natürlich, Kinder sind anstrengend, aber regelmäßig mit Ihrem Partner ein bisschen Spaß zu haben, kann Ihnen neue Energie verleihen, um mit dem Alltag fertig zu werden. Außerdem zählt es auch als richtiges Training. Sie werden fit und fühlen sich toll.

Sportlich gesehen werden beim Sex alle Muskeln im Körper gefordert. Man verbrennt bei diesem äußerst angenehmen Training 200 kcal pro Stunde. Die Pulsfrequenz einer erregten Person erhöht sich von 70 auf 150 Schläge pro Minute, und eine Runde im Bett verbrennt so viele Kalorien wie 15 Minuten Laufen auf dem Laufband. Wer täglich Sex hat, kann dadurch also bis zu 500 Gramm pro Woche verlieren!

Die positiven Auswirkungen gehen aber über das Schlafzimmer hinaus. Kurz vor dem Orgasmus setzt das Gehirn das Hormon Oxytocin frei, was zu einer Produktion beruhigender Endorphine führt, einer Art körpereigener Morphine. Sex ist aus diesem Grund auch ein hervorragendes Schmerzmittel. Viele Menschen mit Gelenkerkrankungen wie Arthritis berichten, dass sie sich 45 Minuten bis drei Stunden nach dem Geschlechtsverkehr besser fühlen. Einer Studie zufolge lindert ein Orgasmus bei Männern und Frauen gleichermaßen eine Migräne besser als Schmerzmittel.

Sex kann außerdem Erkältungen verhindern. Psychologen fanden heraus, dass bei Menschen, die ein- bis zweimal pro Woche Sex haben, das Niveau an Immunoglobulin A (IgA) – einem Antikörper, der das Immunsystem stärkt – um bis zu einem Drittel höher ist als bei sexuell weniger aktiven Menschen. Ein aktives Sexualleben kann auch das Krebs- und Schlaganfallrisiko verringern.

Gemäß einer britischen Studie kann ein gutes Sexualleben sogar das Herzanfallrisiko senken und das Leben verlängern. Sex senkt den Blutdruck, und zwar noch bis zu einer Woche danach. Warum das so ist, weiß man noch nicht, es kann jedoch sein, dass der Geschlechtsverkehr eine Reihe von Nerven stimuliert, die direkt dafür zuständig sind, Körper und Geist zu beruhigen.

Sport und Sex sind untrennbar miteinander verbunden. Einer Studie zufolge bewegen sich Menschen mit einem aktiven Sexualleben mehr und ernähren sich besser. Damit sich Ihr Stelldichein noch mehr lohnt, sollten Sie sich die folgenden Vorschläge anschauen.

## Strengen Sie sich an

Es ist bekannt, dass Frauen länger brauchen, um zum Orgasmus zu kommen, als Männer. Übernehmen Sie abwechselnd die Führung, damit Sie beide Ihr Herz-Kreislauf-System trainieren. Strengen Sie sich ordentlich an und bringen Sie Ihren Partner ins Schwitzen.

## Hoch mit dem Hintern

Ihr Gesäß ist nicht nur dazu da, dem anderen Geschlecht zu gefallen. Seine Muskeln erfüllen wichtige Funktionen in der Stoßphase beim Sex. Das hat übrigens denselben Effekt auf Beine und Po wie eine Trainingseinheit im Sportstudio, also legen Sie sich ins Zeug!

### Machen Sie den Bauch flach

In der Missionarsstellung Sex zu haben, kann
für den oben liegenden Partner richtig
anstrengend sein, und es formt gleichzeitig
seine Bauchmuskeln. Sportwissenschaftler
sind der Ansicht, dass ein kräftiges Anspannen
der Bauchmuskulatur, während man sich vor-
und zurückbewegt (ähnlich einer Pilates-
Übung, die sich „Plank" nennt), eine gute
Möglichkeit ist, die Stützmuskulatur des
Rumpfes zu trainieren. Eine starke Stützmuskulatur verhindert Rückenschmerzen,
sorgt für eine gute Haltung und verhindert
ein unschönes Bäuchlein.

### Anspannen des Beckenbodens

Gut ausgebildete Beckenbodenmuskeln kräftigen die Scheidenwände, erleichtern die Geburt, verhindern Inkontinenz und verstärken
den Orgasmus. Falls Sie sich fragen, wo genau
diese Muskeln liegen, versuchen Sie einmal
auf der Toilette, den Urinstrahl zu stoppen.
Spannen Sie diese Muskeln mehrmals am Tag
fünf bis acht Sekunden lang an – das wird
erstaunliche Auswirkungen auf Ihre Leistungen
im Bett haben.

### Beugen und strecken

Verbessern Sie beim Sex Ihre Beweglichkeit,
indem Sie verschiedene Stellungen auspro-
bieren und an verschiedenen Orten Sex haben.
Verbesserte Beweglichkeit bedeutet einen
größeren Bewegungsradius der Gelenke, was
wiederum deren Verletzungsrisiko verringert.
Wer so beweglich wie eine Balletttänzerin ist,
kann im Bett auch viel kreativer sein.

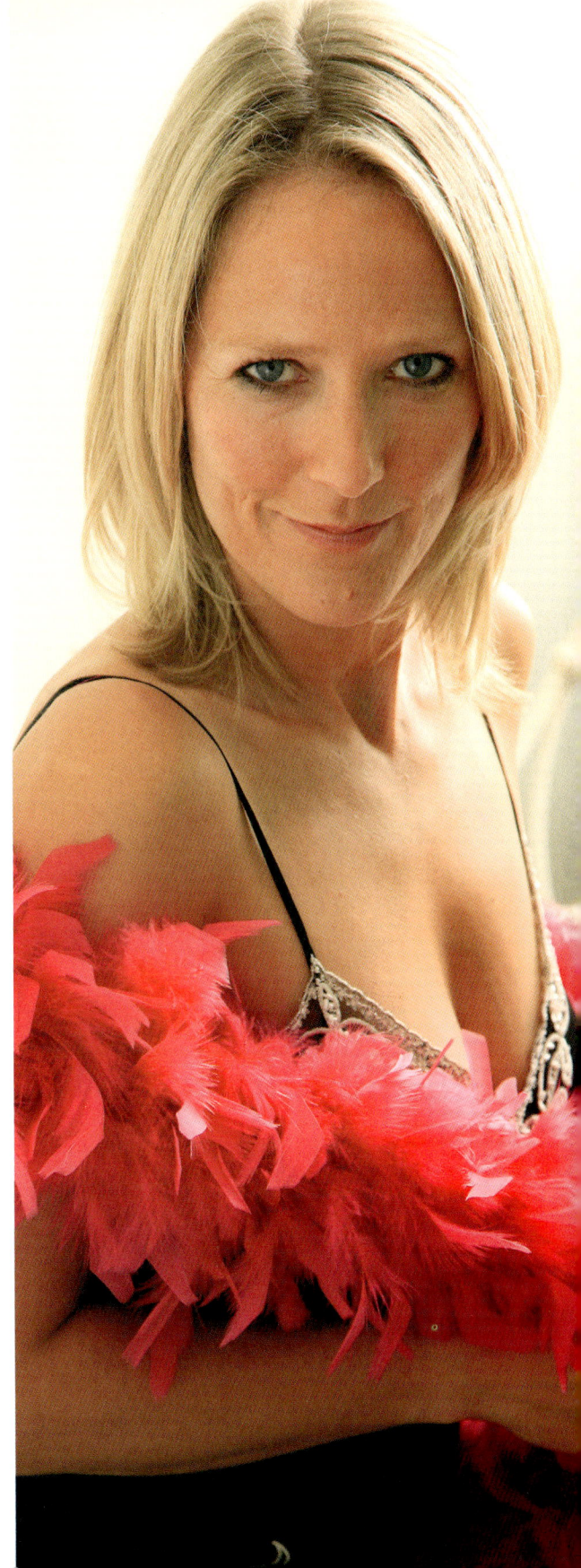

# Kapitel 7

Wie fit waren Sie als Kind? Falls Sie in den 1960er-, 70er- oder 80er-Jahren aufwuchsen, sind die Chancen hoch, dass Sie die Wörter „Fitness" und „Übergewicht" als Erwachsener zum ersten Mal benutzt haben, weil Sie zu sehr damit beschäftigt waren, draußen zu spielen und herumzurennen. Wie hat sich unser Leben doch verändert! Heute gibt es viele besorgniserregende Statistiken über Kinder und die Bedrohungen für ihr junges Leben – ganz besonders jene, die unsere Versuche aufzeigen, unsere Kinder in einem Maß zu beschützen, das es ihnen nicht einmal mehr erlaubt, unbefangen draußen zu spielen.

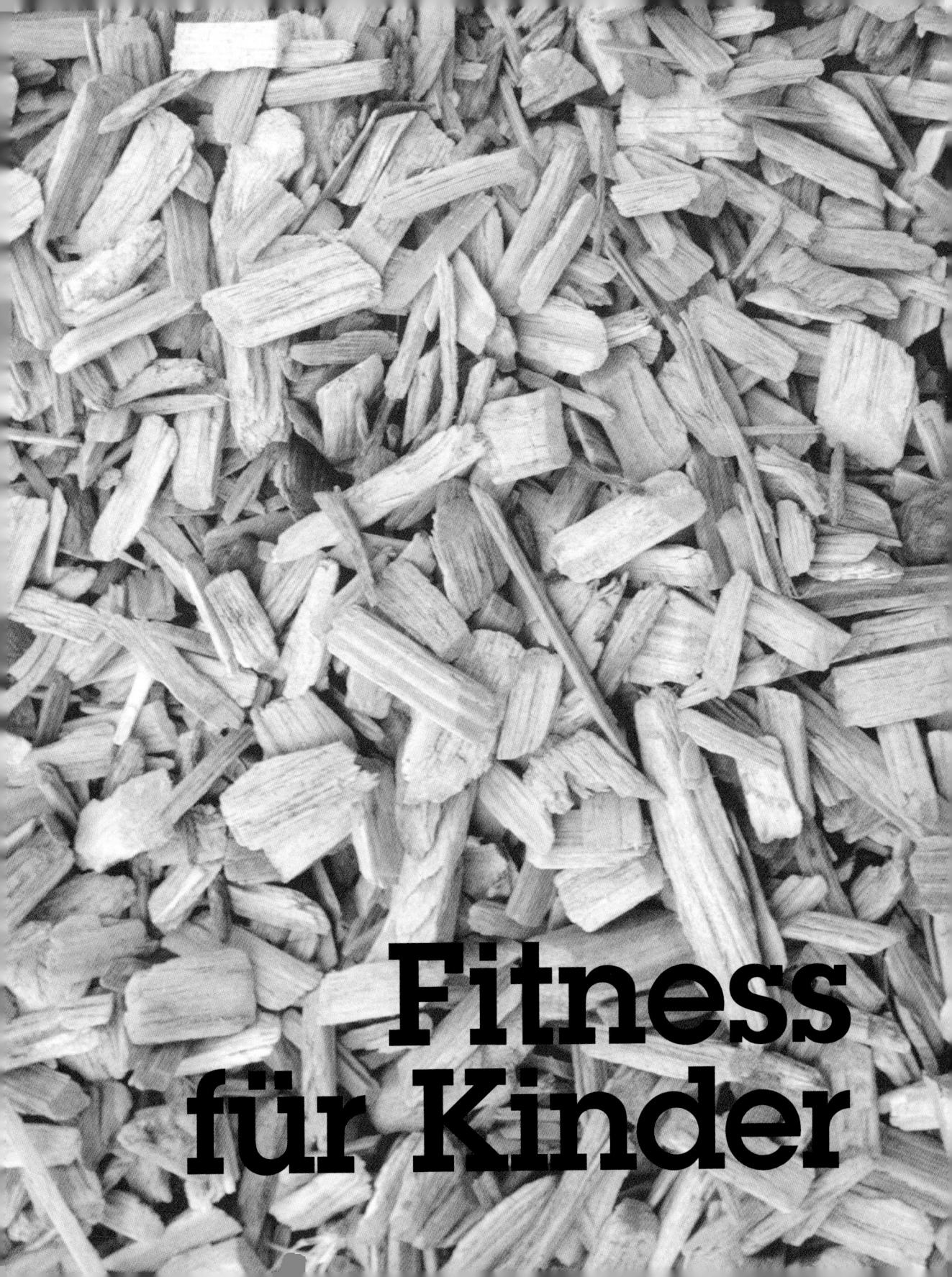

# Fitness für Kinder

# Eine gesündere Kindheit

Viel zu viele Eltern erlauben es ihren Kindern heutzutage nicht mehr, unbeaufsichtigt draußen zu spielen, so, wie sie es selbst getan haben. Sie haben Angst um ihre Sicherheit. Einem Bericht der Children's Society (Großbritannien) zufolge war beinahe die Hälfte der 1.148 befragten Erwachsenen der Ansicht, Kinder sollten erst mit 14 Jahren unbeaufsichtigt mit Freunden draußen sein dürfen, während sie selbst aber bereits mit zehn Jahren oder jünger allein unterwegs waren.

Zweifellos fördert dieser Mangel an kindlicher Bewegung die steigende Fettleibigkeitsquote bei Kindern, vom Kleinkind bis zum Teenager. Ein Bericht im Medizinjournal *Lancet* zeigte, dass die heutigen Kinder die Ersten in der Geschichte sind, die weniger fit sind als ihre Eltern. Fast ein Drittel aller britischen Kinder zwischen zwei und elf Jahren ist übergewichtig oder gar fettleibig. Das gleiche traurige Bild bietet sich uns in nahezu der gesamten westlichen Welt.

Das Ganze ist aber nicht nur eine Frage des Gewichts. Körperliche Aktivität hilft bei der Entwicklung unzähliger Fähigkeiten sowie psychischer und emotionaler Stärke. Einige der wesentlichen Faktoren werden auf der nächsten Seite geschildert. Das Wichtigste, was Sie Ihrem Kind mitgeben können, indem Sie es zu mehr Bewegung anhalten, sind eine gute Gesundheit und viel Spaß bei einem aktiven Leben. Ist dies nicht genau das, worum es in der Kindheit gehen sollte?

## Trainieren Sie die Kalorien ab

Einer Studie der British Heart Foundation zufolge isst die Hälfte aller britischen Kinder **eine Tüte Chips** pro Tag. Da bereits eine kleine Tüte (28 g) gesalzener Chips 132 kcal und 6,2 g Fett enthält, bedeutet das, dass man auf diese Weise gut 5 l Pflanzenöl pro Jahr zu sich nimmt! Um die Kalorien einer kleinen Tüte Chips wieder abzuarbeiten, müssten Sie eine der folgenden Aktivitäten ausführen:

- 1 Stunde Dehnungsübungen oder Yoga machen
- 33 Minuten Einkäufe auspacken und wegräumen
- 30 Minuten angeln und am Flussufer spazieren gehen
- 27 Minuten skaten
- 25 Minuten Tischtennis spielen
- 24 Minuten mit einer Maschine Dielen abschleifen
- 18 Minuten seilspringen

# Fünf Gründe, warum sich Ihr Kind viel bewegen sollte

**1** Bewegung hat nicht nur positive Auswirkungen auf die körperliche Entwicklung, sondern auch auf die akademischen und sozialen Fähigkeiten. Kinder, die körperlich aktiv sind, zeigen Umfragen zufolge bessere Noten und weniger Verhaltensauffälligkeiten.

**2** Eine Studie der Oxford University ergab, dass Kinder, die regelmäßig körperlich aktiv sind, bessere soziale Fähigkeiten und ein größeres Selbstbewusstsein haben.

**3** Aktive Kinder werden oft zu aktiven Erwachsenen, die ein geringeres Risiko zur Fettleibigkeit haben. Stellen Sie rechtzeitig die Weichen für lebenslange positive Angewohnheiten.

**4** Zu spielen und sich zu bewegen sind die besten Möglichkeiten, die Fantasie und Kreativität eines Kindes zu fördern. Sandkuchen backen, Höhlen bauen, Spiele erfinden und im Garten herumtoben ist besser als jede durchorganisierte kommerzielle Aktivität.

**5** Kinder, die in der Schule spielen, werden weniger schikaniert. In einer Studie fand man heraus, dass die Einführung traditioneller Spielplatzspiele wie Seilspringen, Himmel und Hölle oder Hula-Hoop die Atmosphäre auf dem Pausenhof deutlich verbesserte.

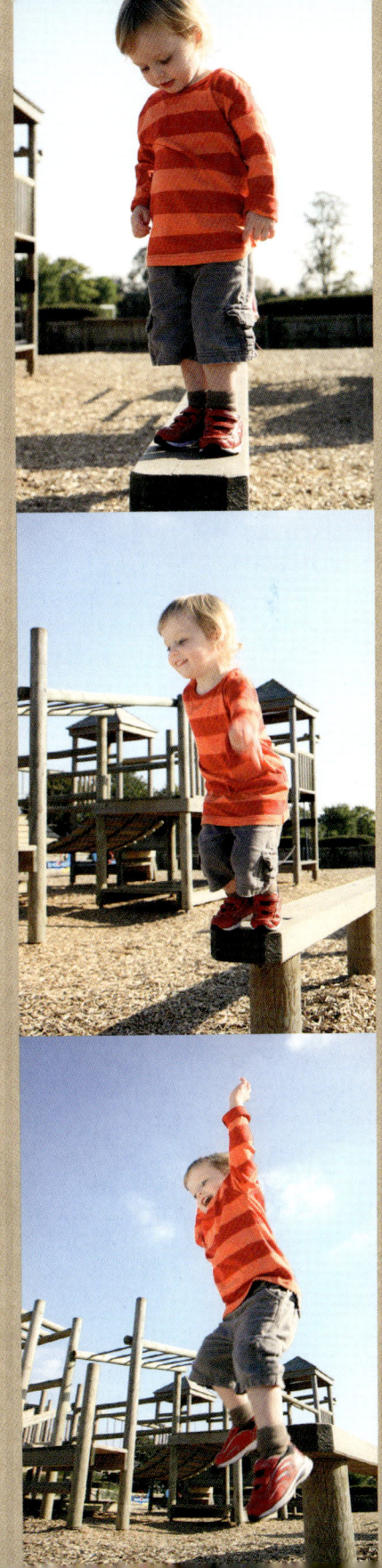

# Wie viel Bewegung brauchen Kinder?

Lässt man Kinder selbst entscheiden, wissen sie instinktiv erstaunlich genau, wie viel (oder wenig) Schlaf, Spiel und Nahrung sie benötigen. Gesundheitsorganisationen haben jedoch auch Anregungen herausgegeben, wie viel Aktivität ein Kind mindestens benötigt, um nicht dick zu werden und gesund zu bleiben.

In den meisten europäischen Ländern gibt es keine spezifischen Regeln für Kinder unter sechs Jahren, sie werden jedoch ähnlich derer sein, die von der American Academy of Pediatrics (AAP) herausgegeben wurden. Danach reichen für ein Kind unter fünf Jahren 15 Minuten einer strukturierten Aktivität – etwa Fußball spielen oder Schwimmen – pro Tag vollkommen aus.

Kinder und Jugendliche zwischen fünf und 18 Jahren sollten sich täglich mindestens eine Stunde lang bewegen, sei es in der Schule oder in der Freizeit. Zweimal pro Woche sollten es Aktivitäten sein, welche die Knochenstärke, die Muskelkraft und die Beweglichkeit verbessern, z. B. Joggen, Rad fahren, Klettern usw. Auch in der Schule sollte verstärkt Wert darauf gelegt werden, den Kindern die Vorteile körperlicher Aktivität zu vermitteln, und wie viel Spaß sie machen kann.

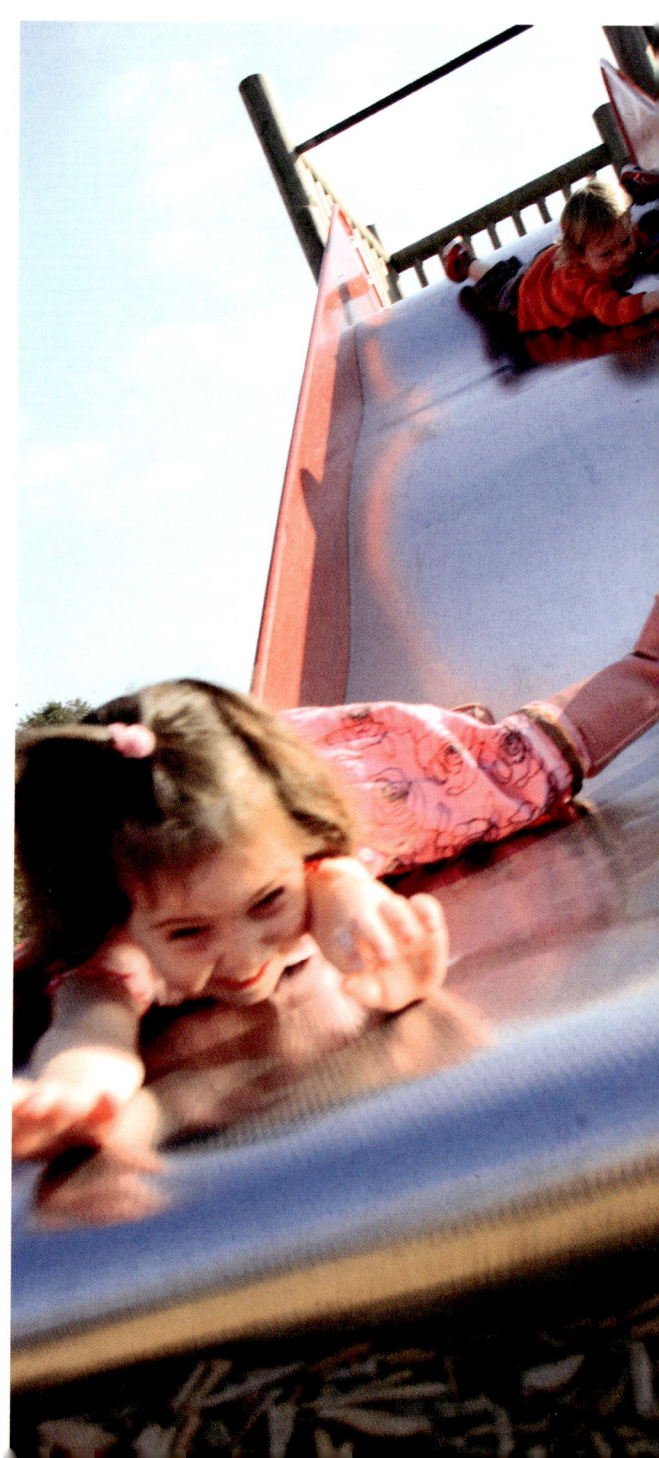

# Sport auf dem Spielplatz

Denken Sie einmal an Ihre eigene Kindheit zurück und zeigen Sie Ihren Kindern die Spiele, die Sie früher gespielt haben.

## Kettenjagd

Bei diesem Spiel können beliebig viele Kinder mitspielen, es sollten aber mindestens zehn sein. Zuerst macht man ein Wettrennen, um zu ermitteln, wer der Jäger ist. Die anderen Kinder bilden einen Kreis, der Jäger stellt sich in die Mitte. Nun laufen die Spieler nacheinander durch den Kreis, während der Jäger versucht, sie abzuklatschen. Wer erwischt wird, geht ebenfalls in die Mitte und fasst den Jäger an der Hand. Nun versuchen sie gemeinsam, die anderen zu erwischen. Das Spiel ist zu Ende, wenn alle in der Mitte eine lange Kette bilden. Der Letzte, der erwischt wurde, beginnt die nächste Runde als Jäger.

## Verstecken

Ein Kind ist „dran" und muss die anderen Mitspieler suchen. Der Sucher hält sich die Augen zu oder schaut weg und zählt bis zu einer vorher abgemachten Zahl, während sich die anderen Spieler verstecken. Wenn er fertig gezählt hat, ruft der Sucher: „Ich komme" und rennt los, um die anderen zu finden. Der letzte Spieler, der gefunden wird, ist der Gewinner.

## Gummitwist

Dieses Spiel fördert die Sprunggenauigkeit und -kraft. Außerdem braucht man viel Konzentration. Zunächst benötigt man ein langes Gummiband (drei Meter sind prima), das man an den Enden zusammenknotet, und mindestens drei Spieler. Zwei Spieler stehen sich gegenüber und spannen sich das Gummiband um die Knöchel. Der dritte Spieler stellt sich in die Mitte der Gummischleife und macht eine Reihe von Sprüngen, bei denen er in bestimmten Positionen landen muss. So muss er z. B. beide Füße unter dem Gummi haben, einen innen, einen außen usw. Macht man einen Fehler, ist der nächste Spieler an der Reihe. Nach jeder Runde wandert das Gummiband weiter nach oben, erst zur Wade, dann zu den Knien, zu den Oberschenkeln, zur Hüfte und schließlich zur Taille.

## Frisbee

Für Erwachsene gibt es richtige Wettbewerbe, für die Spielplatzversion braucht man aber nur eine Frisbeescheibe und ein relativ ebenes Gelände. Es gibt zwei Teams mit je mindestens zwei Spielern. Jedes Team hat ein Tor. Ziel des Spieles ist es, die Frisbeescheibe in das eigene Tor zu befördern. Zu Beginn stehen die Teams ihrem Tor gegenüber. Ein Spieler wirft die Frisbeescheibe in die Mitte des Feldes, und beide Mannschaften laufen los. Wer sie zuerst aufhebt/fängt, darf beginnen. Nun wirft man innerhalb des Teams die Frisbeescheibe hin und her, um sie ins Tor zu befördern. Feste Regeln gibt es wenige: Wer die Scheibe hat, darf nur drei Schritte machen, ohne sie zu werfen. Man darf die Frisbeescheibe nur zehn Sekunden halten. Bricht man die Regeln, bekommt das andere Team das Frisbee. Beim Werfen kann man versuchen, dem Gegner die Scheibe abzunehmen. Lässt ein Spieler das Frisbee fallen (oder fängt ihn nicht), bekommt die andere Mannschaft die Scheibe. Sobald man das Frisbee ins eigene Tor befördert, bekommt man einen Punkt. Danach gehen beide Teams wieder auf ihre Ausgangspositionen zurück. Das Team, das nicht gepunktet hat, darf das Frisbee einwerfen. Das Spiel geht so lange weiter, bis alle erschöpft sind (oder bis zu einem abgesprochenen Punktestand).

# Zehn Vorschläge, um Kinder zu mehr Bewegung anzuregen

**1 Ab auf den Boden:** Was ist einfacher, als gemeinsam mit Ihren Kindern auf dem Fußboden zu spielen? Einer der größten Fehler moderner Eltern ist es, zu glauben, jede Aktivität müsse geplant und durchorganisiert sein. Es ist auch nicht sinnvoll, Ihr Kind vor dem Fernseher zu „parken" und dann für seine Mitgliedschaft im Sportclub zu bezahlen. Seien Sie einfallsreich, integrieren Sie Bewegung, die Spaß macht, in den Alltag!

**2 Fernseher abstellen:** Die American Academy of Pediatrics empfiehlt gar kein Fernsehen für Kinder unter zwei Jahren. Ältere Kinder sollten nicht mehr als zwei Stunden täglich vor einem Bildschirm (Fernseher, Computer usw.) verbringen.

**3 Seien Sie Vorbild:** Einigen Studien zufolge bewegen sich Kinder aktiver Eltern auch selbst deutlich mehr. Je aktiver Sie selbst sind, desto aktiver ist also höchstwahrscheinlich auch Ihr Kind.

**4 Gehen Sie in den Park:** Es gibt kaum etwas, das die körperlichen Herausforderungen eines Spielplatzes mit seinen Schaukeln, Wippen und Klettergerüsten übersteigt. Eine Stunde auf dem Spielplatz hilft bei der Entwicklung der räumlichen Wahrnehmung, des Gleichgewichts, der Muskelkraft und des Selbstbewusstseins. Ihre Kinder sollen sich richtig austoben dürfen!

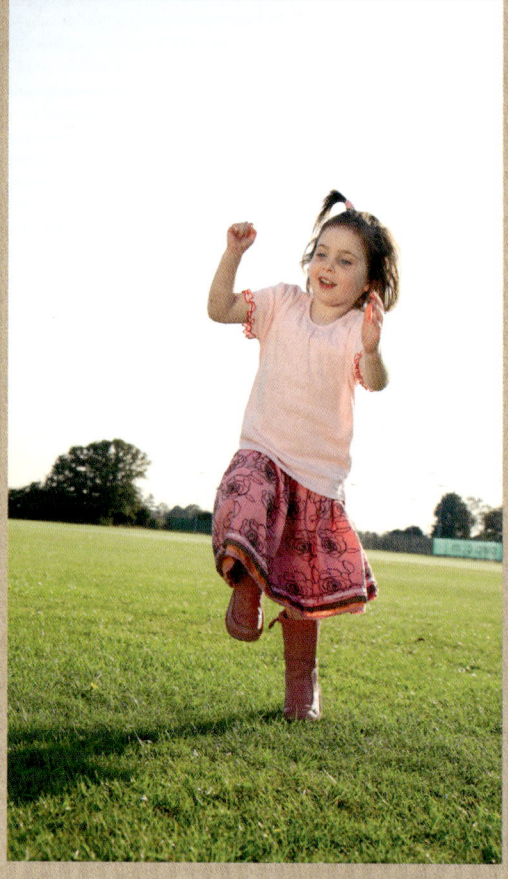

**5 Hüpf- und Sprungspiele:** Mit Hüpfen und Springen lassen sich Kraft und Ausdauer in den Beinen am leichtesten verbessern. Außerdem wird dadurch das Knochenwachstum angeregt, das in der Kindheit und frühen Jugend am stärksten voranschreitet. Die meisten Spitzensportler integrieren Hüpfen in ihr Trainingsprogramm. Veranstalten Sie kleine Wettbewerbe: Wer kann 30 Meter mit den wenigsten Sprüngen zurücklegen? Wer hüpft die Strecke am schnellsten mit geschlossenen Beinen? Denken Sie auch an das klassische Himmel und Hölle, bei dem man auf einem Bein durch eine Reihe von aufgemalten Feldern hüpfen muss. Dieses Spiel verbessert die Schnellkraft.

**6 Bockspringen:** Das Bockspringen kräftigt den Oberkörper. Um sich vom Rücken des Partners abzudrücken, müssen die Muskeln der Arme, der Brust und des Rückens arbeiten. Auch der Partner, der sich vorbeugt, muss hart arbeiten, denn er muss das Gewicht des anderen tragen.

**7 Mit dem Springstock hüpfen:** Diese Aktivität ist bei Erwachsenen in den USA gerade sehr angesagt. Dort gibt es sogar Fitnesskurse, die sich damit befassem. Kinesiologen der Kansas State University empfehlen es als wenig belastende Möglichkeit, fit zu werden, und als Alternative zum Hüpfen. Das Hüpfen mit dem Springstock (oder Pogo-Stick) führt zu raschen Muskelkontraktionen, die zum Muskelaufbau benötigt werden, ist aber für die Gelenke viel weniger belastend als andere Aktivitäten.

**8 Balancieren und hüpfen mit dem Hüpfball:** Für Erwachsene gibt es heute in Form von Fitnessbällen eigene Versionen des knallbunten Hüpfballs für Kinder. Auf dem Fitnessball werden z. B. Übungen für die Bauchmuskeln gemacht. Das macht aber nicht halb so viel Spaß wie das Hüpfen auf den Spielzeugbällen. Dabei werden die Muskeln in Gesäß, Bauch und Beinen beansprucht.

**9 Weit-, Hoch- und Dreisprung aus dem Stand:** Die Schnellkraft, die man für diese Sprünge braucht, ist nicht nur für die Leichtathletik wichtig. Messen Sie, wie weit und wie hoch Ihr Kind aus dem Stand springen kann. Beim Dreisprung macht man einen Hüpfer, einen Zwischenschritt und dann den eigentlichen Sprung. Notieren Sie die Ergebnisse und wiederholen Sie die Übung regelmäßig.

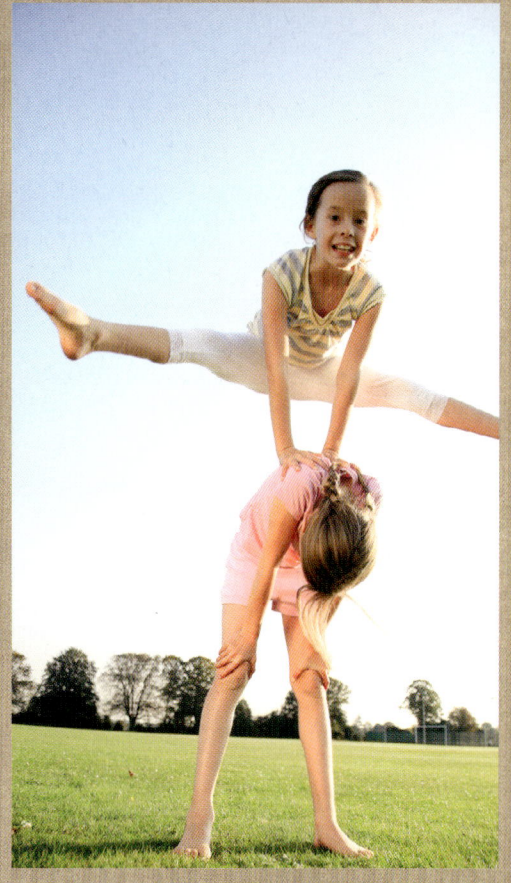

**10 Fördern Sie den Wettbewerbsgedanken:** Sport wird durch den Wettbewerb und durch das Gewinnen und Verlieren geprägt, was beides erst einmal gelernt sein will. Das heißt aber nicht, dass Sie Ihr Kind von klein auf unter Druck setzen sollen oder es unbedingt einen extrem wettkampforientierten Sport machen sollte. Halten Sie zum Spaß kleine Wettbewerbe ab. Veranstalten Sie Rennen in Ihrem Garten, lassen Sie Ihre Kinder zeigen, wie weit oder wie hoch sie springen können, wie weit sie einen Ball oder eine Frisbeescheibe werfen können usw. Kurz gesagt: Ihrer Fantasie sind hierbei so gut wie keine Grenzen gesetzt.

# Auf Bäume klettern

Auf Bäume zu kletten (und auch herunterzufallen) war früher ein ganz normaler Teil der Kindheit wie Comics und Süßigkeiten. Das hat sich geändert. Nach Berichten der britischen Royal Society for the Prevention of Accidents (RoSPA) leiden Kinder heute eher unter einem Mausarm, als sich beim Fallen vom Baum einen Arm zu brechen. Die Statistiken britischer Krankenhäuser bestätigen das.

Das ist aus Sicht des Aktivitätsniveaus besorgniserregend – beim Klettern werden alle Muskeln im Körper kräftig beansprucht –, aber auch in Hinblick auf das spätere Leben. Sich beim Sturz aus dem Baum leicht zu verletzen, lehrt Kinder etwas über Risiken, und das Erwachsenenleben ist ziemlich risikoreich. Wie sollen Kinder ohne diese Vorbereitung als Erwachsene später zurechtkommen?

## Seltsam, aber wahr

Die Organisation Tree Climbers International bietet an über 50.000 Orten in den USA und Europa Kurse an, wie man sicher auf Bäume klettert. Dort können Kinder auch einmal die Erfahrung machen, wie es ist, in Bäumen zu campen – Kindheit, wie sie sein sollte.

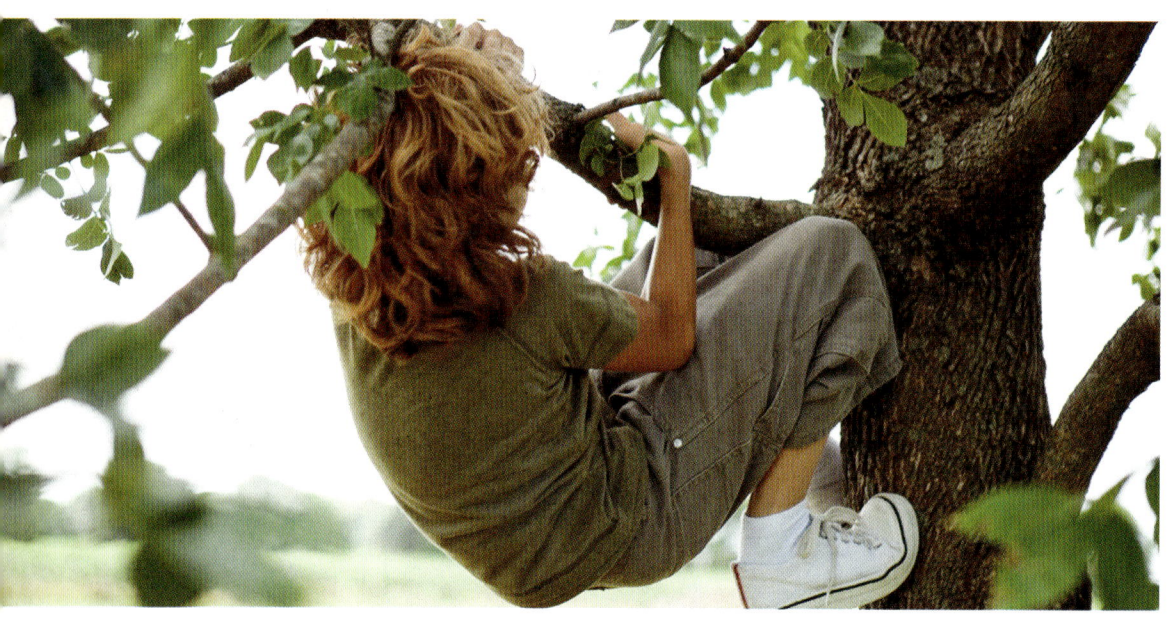

# Gibt es aktive Computerspiele?

Die neueste Generation von Computerspielen unterscheidet sich von den bisherigen dadurch, dass sie es den Spielern erlaubt, mithilfe einer Art Fernsteuerung, die durch Sensoren mit der Haupteinheit verbunden ist, die körperlichen Aspekte einer Sportart nachzuempfinden. Im Gegensatz zu anderen Spielen, bei denen man höchstens mit den Fingern ein paar Knöpfchen drücken muss, müssen sich die Spieler bei diesen neuen Sportspielen richtig bewegen, z. B. auf der Stelle rennen oder tanzen und hüpfen – vorwärts, rückwärts, zur Seite und nach oben –, um die besten Ergebnisse zu erzielen und zu gewinnen.

Insgesamt gesehen scheinen diese Spiele der perfekte Kompromiss zu sein – ja, es sind Computerspiele, aber sie sind gleichzeitig vielleicht wenigstens eine Teillösung für das Übergewichtsproblem. Das ist es jedenfalls, was die Hersteller eine ganze Generation von Eltern, die besorgt den inaktiven Lebenstil ihrer Sprösslinge beobachten, glauben machen wollen. Können die Spiele das „wahre Leben" tatsächlich ersetzen, und werden Kinder dadurch aktiv genug, um ihre Gesundheit zu verbessern?

Eine Studie an der John Moore University in England erbrachte ermutigende Ergebnisse bezüglich des Kalorienverbrauchs beim Spielen eines dieser interaktiven Computerspiele. Bei regelmäßiger Benutzung könnte man damit innerhalb eines Jahres theoretisch bis zu zwölf Kilogramm verlieren. Das hört sich erst einmal beeindruckend an. Eine intensive Überprüfung der Studie (die teilweise von der Werbeagentur des Spieleherstellers finanziert wurde) ergab jedoch, dass das Ganze auf einer durchschnittlichen Wochenspielzeit von 12,2 Stunden bei 13–15-Jährigen basierte. Während man beim Spielen dieser Spiele zwar 40 Prozent mehr Kalorien verbrauchte als bei herkömmlichen Computerspielen, würden sie nie so effektiv sein, wie draußen in der Natur „richtig" Sport zu treiben, mussten die Wissenschaftler schließlich eingestehen.

Meiner Meinung nach sind es nach wie vor Computerspiele. Man konzentriert sich immer noch auf den Fernsehbildschirm, und allein aus diesem Grund fördern die Spiele einen inaktiven Lebensstil.

# Seilspringen

Das Seilspringen erlebt auf den Pausenhöfen gerade eine Renaissance, und das ist eine ausgesprochen gute Nachricht für die Gesundheit und die Fitness unserer Kinder. Diese einfache Aktivität sorgt nämlich für starke Knochen, verbrennt Fett und kräftigt die Beinmuskeln.

Viele Lehrer nutzen das Seilspringen im Sportunterricht als „Gehirntraining", durch das sich die Schüler wieder konzentrieren und aufgestaute Anspannung abbauen sollen. Techniken wie der „Doppelte Holländer", bei der zwei sich gegenüberstehende Schläger zwei Seile in Gegenrichtung schlagen, sind unglaublich anspruchsvoll. Und auch Techniken wie das Überkreuzen, Can-Can oder Sprünge mit angezogenen Knien stellen ganz eigene Herausforderungen dar. Gute Seilspringer springen nicht einfach nur über das Seil, stattdessen verbinden sie damit über 200 verschiedene Übungen. Bei Wettkämpfen machen sie Liegestütze, Handstände und schlagen Rad – und das alles, während das Seil mit 200 Umdrehungen pro Minute um sie kreist!

## Körperlicher Nutzen

Das US National Institute of Health behauptet, beim Seilspringen verbrenne man mehr Kalorien als bei jeder anderen populären Sportart außer schnellem Rennen. Zehn Minuten mittelschnelles Seilspringen verbraucht 70 kcal; spingt man sehr dynamisch, können es bis zu 110 kcal sein. Erfahrene Seilspringer verbrauchen sogar bis zu 1.300 kcal in einer Stunde energischen Seilspringens.

Als Teil der Kampagne „Seilspringen für das Herz" bietet die British Heart Foundation kostenlose Kurse für Lehrer an, die das Ganze später in den offiziellen Stundenplan einbeziehen sollen. Damit will man darauf hinweisen, wie gut diese Sportart geeignet ist, Fettleibigkeit bei Schulkindern zu bekämpfen.

## Los geht's!

Abgesehen vom körperlichen Nutzen des Seilspringens liegt sein größter Vorteil darin, billig und transportabel zu sein – investieren Sie ein paar Euro in ein vernünftiges Springseil, und schon können Sie loslegen, wo immer Sie sind. Vermeiden Sie klassische, geflochtene Seile, weil diese zu schwer sind und viele Übungen schwierig machen. Kugellager und Umdrehungszähler machen das Seil zusätzlich schwer. Am besten kaufen Sie sich ein leichtes Gymnastikseil aus Kunststoff oder Leder.

Um die richtige Seillänge für Ihr Kind zu finden, soll es sich aufrecht auf die Mitte des Seiles stellen und das Seil an den Griffen hochziehen, bis es straff ist. Die Griffe sollten nun bis zu den Schulterblättern reichen.

---

### Wussten Sie schon?

Man sollte Kinder dazu anhalten, sich Ziele zu setzen, z. B. schneller zu werden: Um den Weltrekord im Schnellspringen zu brechen, müssten sie über 188 Sprünge in 30 Sekunden machen!

## Sicherheit beim Seilspringen

Kinder sollten **langsam** anfangen, mit einem Sprung-/Pausenverhältnis von 1:3. Wenn sie fünf Minuten springen, sollten sie 15 Minuten ausruhen. Das kann man langsam steigern.

Achten Sie auf die **richtigen Schuhe.** Geeignet sind Lauf- oder Aerobicschuhe, da diese die nötige Festigkeit bieten und unter dem Vorderfuß gepolstert sind.

**Üben Sie an einem gut beleuchteten Ort** mit nachgiebigem Holz- oder Teppichboden, oder verwenden Sie eine rutschfeste Matte.

**Achten Sie auf die Haltung.** Knie und Knöchel sollten leicht gebeugt, der Torso sollte gerade sein. Die Arme sind an den Seiten, das Seil wird aus den Handgelenken gedreht.

**Aufwärmen.** Achten Sie darauf, dass Ihre Kinder sich vorher durch leichte kardiovaskuläre Übungen, z. B. laufen, fünf Minuten aufwärmen. Danach sollten sie alle großen Muskelgruppen dehnen. Denken Sie auch an die Abkühlphase, in der die Herzfrequenz wieder gesenkt wird. Auch sollten sich die Kinder danach noch einmal dehnen.

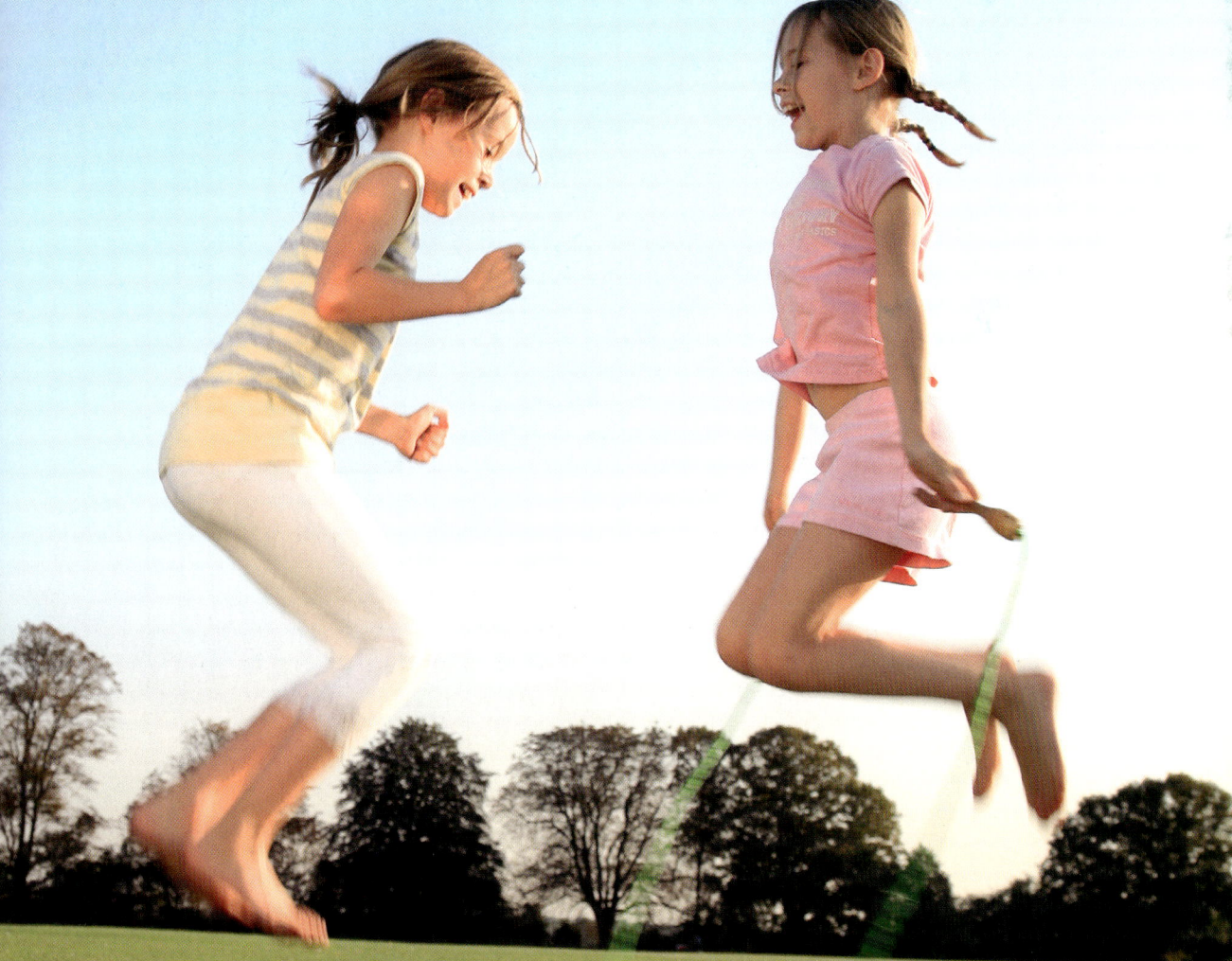

# Hula-Hoop-Reifen

Auch der Hula-Hoop-Reifen erlebt momentan eine Renaissance, aber nicht bei Kindern, sondern bei Erwachsenen! Diese haben nämlich entdeckt, wie gut man damit die Taille in Form bringen und Fett verbrennen kann. Aber auch für Kinder sollte dieses Spielzeug ruhig wieder in Mode kommen.

## Körperlicher Nutzen

Zum einen macht es viel Spaß, zum anderen kommt man durch das dynamische Schwingen des Reifens ordentlich aus der Puste. Die klassische Reifenbewegung – der Reifen wird durch kreisförmige Bewegungen der Hüfte und Taille um den Bauch geschwungen – erfordert die Zusammenarbeit aller großen Muskeln. Obwohl die meisten Bewegungen aus der Körpermitte eingeleitet werden, müssen auch die Beine hart arbeiten, um den Körper aufrecht und den Reifen in Schwung zu halten. Da sowohl die Muskeln des Oberkörpers als auch diejenigen des Unterkörpers genutzt werden (die Arme hält man hoch, um den Körper zu stabilisieren), muss auch das Herz ein bisschen schneller pumpen.

Mit einem Hula-Hoop-Reifen kann man aber noch viel mehr machen. So kann man etwa den ganzen Körper formen, indem man den Reifen um die Knöchel, Handgelenke, Arme oder den Hals kreisen lässt. Erfahrene „Hooper" können sich sogar nach vorn beugen, bis der Oberkörper parallel zum Boden ist, und den Reifen um ihr Gesäß kreisen lassen.

## Wussten Sie schon?

Turnschuhe mit Rollen an den Fersen haben seit Jahren eine loyale Fangemeinde, vor allem unter Kindern zwischen sechs und 14 Jahren. Sind sie aber wirklich dazu geeignet, Kinder zu mehr Bewegung zu verleiten? Auf einer Hitliste der zehn schlechtesten Spielzeuge des Jahres 2006 waren die Schuhe ganz oben zu finden, und zwar weil die Benutzer damit Kopf- oder Wirbelsäulenverletzungen riskieren und die Schuhe zu muskulären Beschwerden führen. Da sich die Räder an den Fersen befinden, würde die ganze Laufbewegung verändert, sagen Experten. Auch Physiotherapeuten beklagten, dass die Schuhe das Laufverhalten der Kinder verändern. Normalerweise setzen wir zuerst die Ferse auf, was durch die Räder verhindert wird. Stattdessen muss man ständig die Knie heben, was gerade in diesem jungen Alter nicht gesund ist und langfristig zu Abnutzungserscheinungen führen kann. Die Schuhe haben aber auch gute Seiten: So fördern sie unter Umständen die räumliche Wahrnehmung sowie den Gleichgewichtssinn und tragen zu der geforderten Mindestaktivitätszeit von einer Stunde pro Tag bei. Außerdem könnten Kinder dadurch motiviert werden, mit dem Inlineskating oder Eislaufen anzufangen.

## Los geht's!

Wählen Sie einen Reifen mit Kugellager für weichere Kreisbewegungen. Für Erwachsene, die ihre Kondition verbessern wollen, gibt es auch beschwerte Reifen. Tests im Cooper Institute for Human Performance and Nutrition Research in Dallas ergaben, dass man bei acht Minuten dynamischem Kreisen mit einem schweren Reifen so viele Kalorien verbrennt wie bei einem raschen, zehnminütigen Lauf, nämlich 110 kcal. Weniger energisches Kreisen verbrennt immerhin noch 85 kcal, so viel wie zwei gemütlich gejoggte Kilometer.

## Technik

Den Reifen im Kreuz ansetzen und ihn parallel zum Boden halten. Die Hände hochhalten und die Füße recht eng zusammenstellen, damit man gut ausbalanciert ist. Nun den Reifen durch kleine Bewegungen der Hüfte kreisen lassen.

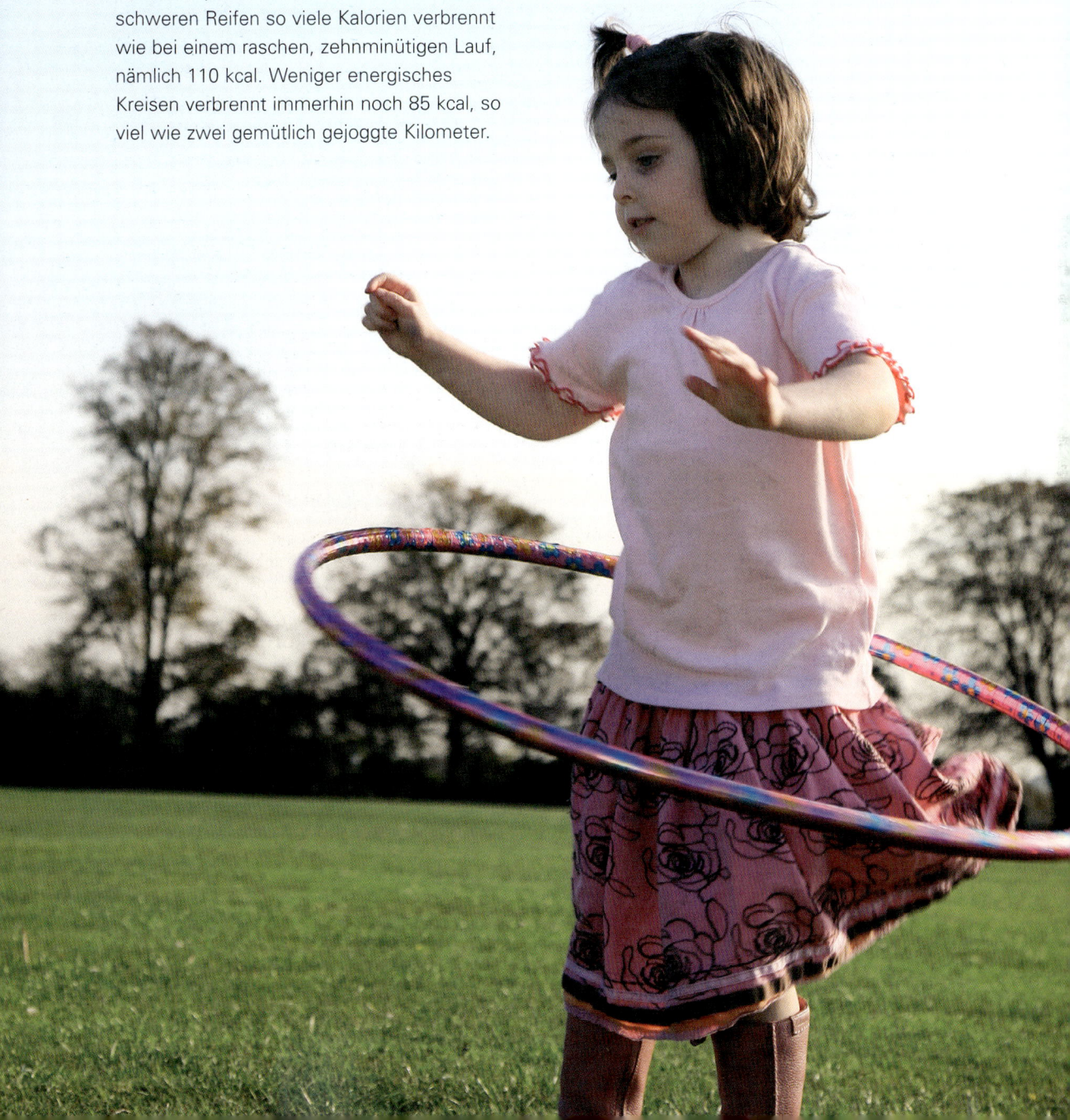

# Kapitel 8

Wenn man privat oder dienstlich verreist und bei der üblichen Fitness- routine pausiert, heißt das noch lange nicht, dass man zwei Wochen später um einige Pfunde schwerer zurück- kehren muss. Suchen Sie sich einfach die richtige Aktivität, und vielleicht sind Sie am Ende ja fitter als vorher!

# Fitness für Reisende

# Im Flugzeug oder Zug

Falls Sie regelmäßig mit dem Flugzeug oder Zug reisen, sollten Sie darauf achten, sich unterwegs ein bisschen zu bewegen:

- Kneten Sie einen Tennisball mit den Händen, bis Sie nicht mehr können.

- Lassen Sie die Fußballen auf dem Boden und heben Sie den Rest des Fußes mit der Wadenmuskulatur an. Legen Sie sich Gewichte (z. B. einen Laptop) auf die Knie. Machen Sie 15 Wiederholungen.

- Zur Dehnung der Wadenmuskeln lassen Sie die Fersen auf dem Boden und heben die Zehen so hoch wie möglich. Halten Sie das Ganze fünf Sekunden. Machen Sie 15 Wiederholungen.

- Legen Sie beide Hände auf die Armlehnen Ihres Sitzes und heben Sie langsam die Knie zum Kinn. Senken Sie sie dann wieder ab. Machen Sie 10 Wiederholungen.

- Ziehen Sie das Kinn zur Brust und drehen Sie den Kopf vorsichtig zu den Seiten.

- Spannen Sie Ihre Gesäßmuskeln 20 Sekunden lang so fest wie möglich an. Diese Muskeln sind die größten im gesamten menschlichen Körper und brauchen auch ein bisschen Training.

## Trainieren Sie die Kalorien ab

Was ist an einem heißen Tag erfrischender als ein **Eis?** Wenn Sie sich jedoch für ein Eis mit Schokoladenüberzug entscheiden, könnten Sie sich bis zu 260 kcal (139 davon aus Fett) einverleiben. Um das wieder abzutrainieren, müssten Sie Folgendes tun:

- 37 Minuten Tretboot fahren
- 34 Minuten Ballett tanzen
- 33 Minuten auf dem Spielplatz herumtoben
- 32 Minuten ein Mini-Trainingsfahrrad mit den Armen bedienen
- 28 Minuten tauchen

- Stehen Sie mindestens einmal pro Stunde auf und laufen Sie ein wenig herum. Gehen Sie dabei abwechselnd auf den Ballen und auf den Fersen.

- Verschränken Sie die Hände und strecken Sie die Arme über den Kopf. Drehen Sie nun den Oberkörper nach rechts und links. Diese Übung können Sie im Sitzen oder Stehen machen.

# 13 Vorschläge, um im Urlaub fit zu bleiben

Der Urlaub ist die Zeit der Entspannung und Erholung, aber er kann auch die richtige Zeit sein, um neue, aufregende Aktivitäten auszuprobieren. So bleiben Sie im Urlaub mit viel Spaß fit:

## 1 Schwimmen gehen:

Schwimmen ist vor allem für verletzungsanfällige Menschen eine gute Bewegungsform, da das Wasser die Gelenke wie ein riesiges Kissen schützt. Außerdem gilt es als gutes Training für die allgemeine Fitness, weil alle großen Muskelgruppen beansprucht werden und man auch aerob trainiert. Die verschiedenen Schwimmstile beanspruchen unterschiedliche Muskeln. Wenn Sie sowohl Brust als auch Kraul, Rücken und Schmetterling schwimmen, decken Sie alle Muskeln ab. Beim Brustschwimmen im Pool verbrennen Sie 300 kcal in 30 Minuten; im Meer sind es durch die Wellen und die Strömung noch mehr Kalorien.

## 2 Mieten Sie einen Jetski:

Diese schnellen, mit Benzin betriebenen Fahrzeuge sind eigentlich Wassermotorräder; „Jetski" war ursprünglich der Markenname. Das Jetski fahren ist körperlich nicht so anstrengend wie viele andere Wassersportarten (obwohl man zum Steuern Kraft im Oberkörper benötigt), aber der Adrenalinkick ist unvergleichlich. Einige Modelle werden bis über 100 Stundenkilometer schnell, aber in vielen Gebieten gibt es Geschwindigkeitsbegrenzungen.

## 3 Beachvolleyball spielen:

Diese Sportart, die seit 1996 auch olympisch ist, hat den Ruf, optisch besonders interessant zu sein. Das liegt wohl vor allem an der Tatsache, dass viele der Spitzenspielerinnen blonde, gebräunte Amazonen in knappem Sportdress sind. Ziel des Spiels ist es, den Ball über das Netz ins gegnerische Feld zu befördern. Dafür muss man rennen, springen und viel Schnellkraft entwickeln. So werden vor allem die Muskeln der Beine und des Gesäßes geformt. Der Oberkörper muss jedoch auch arbeiten, deshalb ist es kein Wunder, dass die Profis oft perfekte Figuren haben.

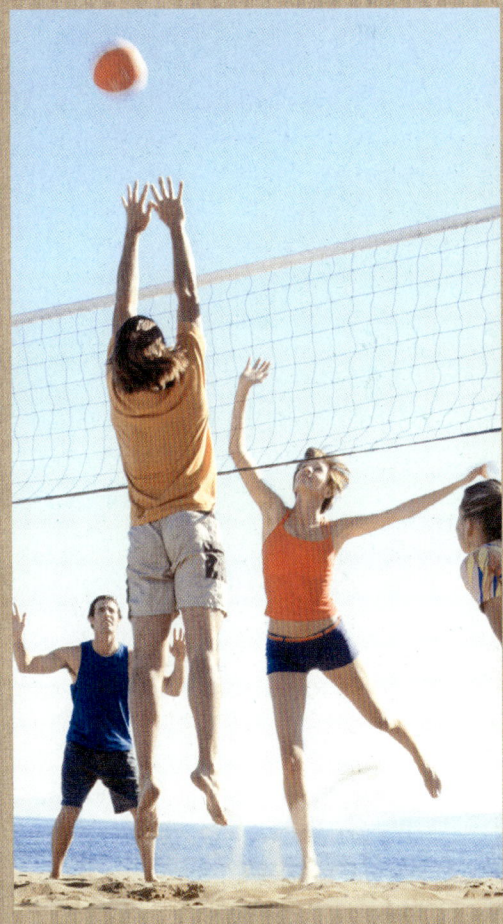

**4 Strandspaziergänge:** Braten Sie nicht den ganzen Tag in der Sonne. Auf weichem Sand spazieren zu gehen, tut Ihnen gut, denn Sie brauchen dafür viel mehr Energie als bei einem Spaziergang auf Asphalt. Immer, wenn Ihr Fuß auf den Boden trifft, sinkt er leicht ein, sodass die Beinmuskeln härter arbeiten müssen, um den Fuß wieder nach oben zu drücken und den nächsten Schritt zu machen. Experten empfehlen, die Schrittlänge zu verkürzen, damit man gleichmäßiger läuft und sein Gewicht besser ausbalanciert.

Sand belastet die Gelenke viel weniger als Asphalt oder Beton. Falls Sie lieber joggen, sollten Sie auf dem feuchten Sand in Wassernähe bleiben, da die Oberfläche glatter und das Joggen weniger anstrengend ist. Vermeiden Sie, auf Böschungen zu joggen. Die ungleichmäßige Belastung kann zu Problemen mit den Knien, Waden und Knöcheln führen.

**5 Wasserlaufen:** Einige Sportstudios bieten Kurse im Wasserlaufen an, und das ist nicht verwunderlich. Wenn Sie das nächste Mal am Strand sind, laufen Sie doch einmal in knöcheltiefem Wasser. Der Widerstand von Wasser und Sand trainiert Ihre Beine ganz hervorragend. Im Meer gegen die Strömung anzugehen, kräftigt auch noch den Rest des Unterkörpers.

**6 Powerwalking im Pool:** Wasser wirkt auf den Körper wie ein riesiges Kissen und ist viel sanfter zu Sehnen und Gelenken als Asphalt oder andere Oberflächen. Je tiefer Sie im Pool stehen, desto leichter wird Ihr Körper. Studien ergaben, dass hüfthohes Wasser die Belastung der Gelenke um 50 Prozent und brusthohes Wasser um 75 Prozent verringert. Wenn Sie bis zum Hals im Wasser stehen, wie beim Aquajogging üblich, reduziert sich Ihr Gewicht um 90 Prozent! Falls Ihnen das Ganze Spaß macht, sollten Sie sich Wasserschuhe kaufen, die Ihre Füße vor Abschürfungen schützen und den Widerstand um bis zu 30 Prozent erhöhen, sodass Sie sich noch mehr anstrengen müssen. Pools sind für das Schwimmen gedacht, deshalb ist der Boden oft sehr rau. Beim Gehen in hüfthohem Wasser verbrennen Sie etwa 270 kcal in 30 Minuten.

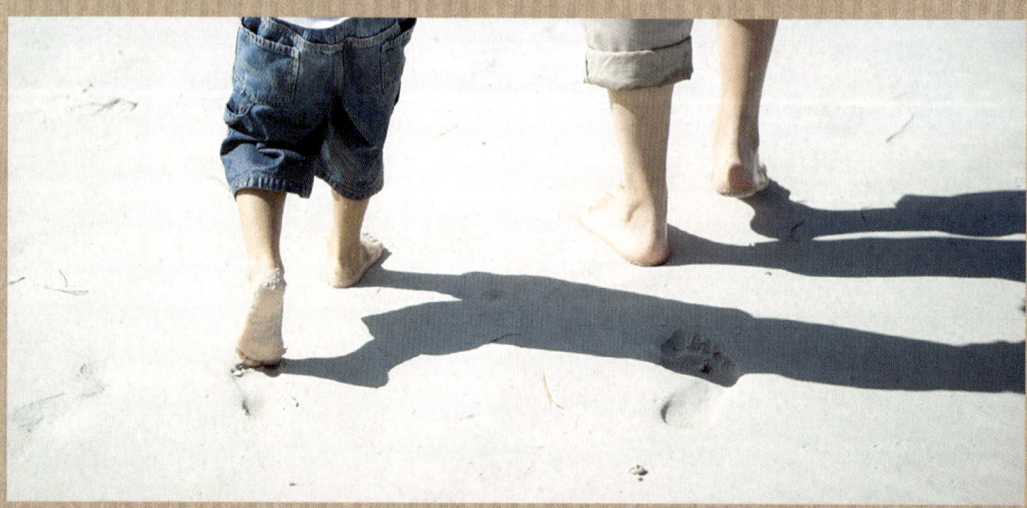

**7 Lernen Sie Windsurfen:** Im Vergleich zu anderen Wassersportarten ist Windsurfen einfacher (und preiswerter) zu lernen. Das Ganze hängt eher von technischem Geschick als von purer Kraft ab, d. h., Frauen und Kinder sind nicht wirklich benachteiligt. Auch die moderne Ausrüstung mit leichteren Brettern macht das Manövrieren im Wasser einfacher. Beim Aufrechtstehen auf dem Surfbrett müssen alle großen Muskelgruppen zusammenarbeiten – genau wie beim Hochklettern auf das Brett nach einem Sturz.

**8 Tretboot fahren:** Kräftig in die Pedale zu treten, um sich im Tretboot durch das Wasser zu befördern, beansprucht die meisten Muskeln in den Beinen und im Gesäß. Je schneller Sie treten und je stärker der Gegenwind ist, desto mehr Kalorien verbrauchen Sie (bis zu 400 kcal pro Stunde). Wenn Sie lang genug durchhalten und regelmäßig Tretboot fahren, profitieren auch Ihr Herz und Ihre Lunge davon.

**9 Strandtennis spielen:** Das Tennisspielen am Strand bietet Ihnen ein perfektes Ganzkörpertraining, das viele Muskelgruppen beansprucht. Die Kraft für einen guten Aufschlag kommt aus den Beinen vom Abdrücken des Quadrizeps im Oberschenkel. Abrupte Drehungen und Wendungen trainieren die Torsomuskeln. Das Halten des Schlägers und das Schlagen des Balles aus verschiedenen Winkeln und Positionen kräftigt die Arme und Schultern. Ihre Unterarme müssen schließlich den Aufprall des Balles abfedern.

**10 Wakeboarding:** Wakeboarding verhält sich zum Wasserski laufen wie das Snowboard fahren zum Ski laufen – es ist die jüngere, „coolere" Version, bei der man nur ein Brett verwendet. Befürworter behaupten, es sei eine Kombination aus Snowboard fahren und Surfen. Der Fahrer, dessen Füße durch Bindungen am Brett befestigt werden, wird von einem Boot oder einer Seilbahn gezogen. Gesteuert wird durch Gewichtsverlagerung auf die Brettkanten, genau wie es ein Snowboarder tut. Man braucht eine gute allgemeine Fitness und viel Kraft im Oberkörper und den Beinen, damit es gut aussieht.

**11 Kajak fahren:** Die Arbeit, die der Körper beim Drehen und Paddeln leisten muss, ist einer der besten Wege, Ihre Taille in Form zu bringen. Das Wasser bietet viel Widerstand und dient so als zusätzliches „Gewicht", durch das es hindurchzupaddeln gilt.

**12 Wassergymnastik:** Machen Sie doch einmal eine Aerobiceinheit im Pool: Schwimmen Sie sich warm. Anschließend machen Sie im flachen Wasser je 90 Sekunden lang Ausfallschritte und Kniebeugen und heben die Beine nach vorn und zur Seite. Für die Kondition gehen Sie zum Abschluss in den tiefen Teil des Beckens und treten Wasser, solange Sie können. Halten Sie sich erst nur mit den Armen über Wasser, dann mit den Beinen und dann mit beiden zusammen.

**13 Sandburgen bauen:** Setzen Sie sich selbst das Ziel, die größte und schönste Sandburg am ganzen Strand zu bauen. Den Sand mit den Armen aufzunehmen, trainiert den Bizeps und den Trizeps. Heben Sie rund um Ihre Sandburg noch einen Wassergraben aus, und schon haben Sie ein tolles Training für den ganzen Körper absolviert.

# Hotelzimmertraining

Bewegung ist der beste Weg, einen Jetlag zu überwinden, besonders nach einem Langstreckenflug. Lange inaktive Phasen im Flugzeug, kombiniert mit der trockenen Luft an Bord, führen oft dazu, dass man nach dem Landen lethargisch ist. Sie müssen ja nicht gerade direkt nach Ihrer Ankunft in wilde Aktivität verfallen – obwohl ein Spaziergang sehr empfehlenswert ist –, aber Sie sollten versuchen, wenigstens einige der folgenden Übungen zu machen.

Für diese Übungen brauchen Sie weder ein Sportstudio noch aufwendige Geräte. Trotzdem sind sie ein wunderbares Training für die verschiedenen Körperteile. Am besten machen Sie ein Zirkeltraining mit einem Satz jeder Übung und beginnen dann wieder von vorn. Sie können aber auch je drei Sätze einer Übung machen, um eine Muskelgruppe richtig zu beanspruchen, bevor Sie weitermachen.

Beginnen Sie immer mit leichtem Aufwärmen. Sie können z. B. fünf Minuten auf der Stelle laufen oder Treppen steigen.

## Starke Brust

Die Brustmuskeln, die wir für fast jede Tätigkeit vom Rasen mähen bis zum Einkaufstüten tragen benötigen, werden beim Training häufig vergessen. Probleme entstehen, wenn die schwachen Brustmuskeln verkürzt werden, weil man zu lange vornübergebeugt am Schreibtisch oder am Lenkrad sitzt. Um die Brustmuskulatur und die umgebenden Muskeln zu kräftigen, eignet sich die Brustpresse ganz hervorragend.

**1** Sie liegen mit seitlich ausgestreckten Armen auf dem Boden, in jeder Hand eine Flasche Wasser.

**2** Beugen Sie die Knie, sodass die Füße flach auf dem Boden stehen und pressen Sie den Rücken zu Boden.

**3** Heben Sie nun langsam beide Arme, bis diese sich über dem Kopf treffen. Senken Sie die Arme dann ebenso langsam wieder, bis sie 5 Zentimeter über dem Boden sind.

10 Wiederholungen

*Auch Liegestütze sind gut geeignet, um die Brustmuskeln zu stärken (siehe S. 142).*

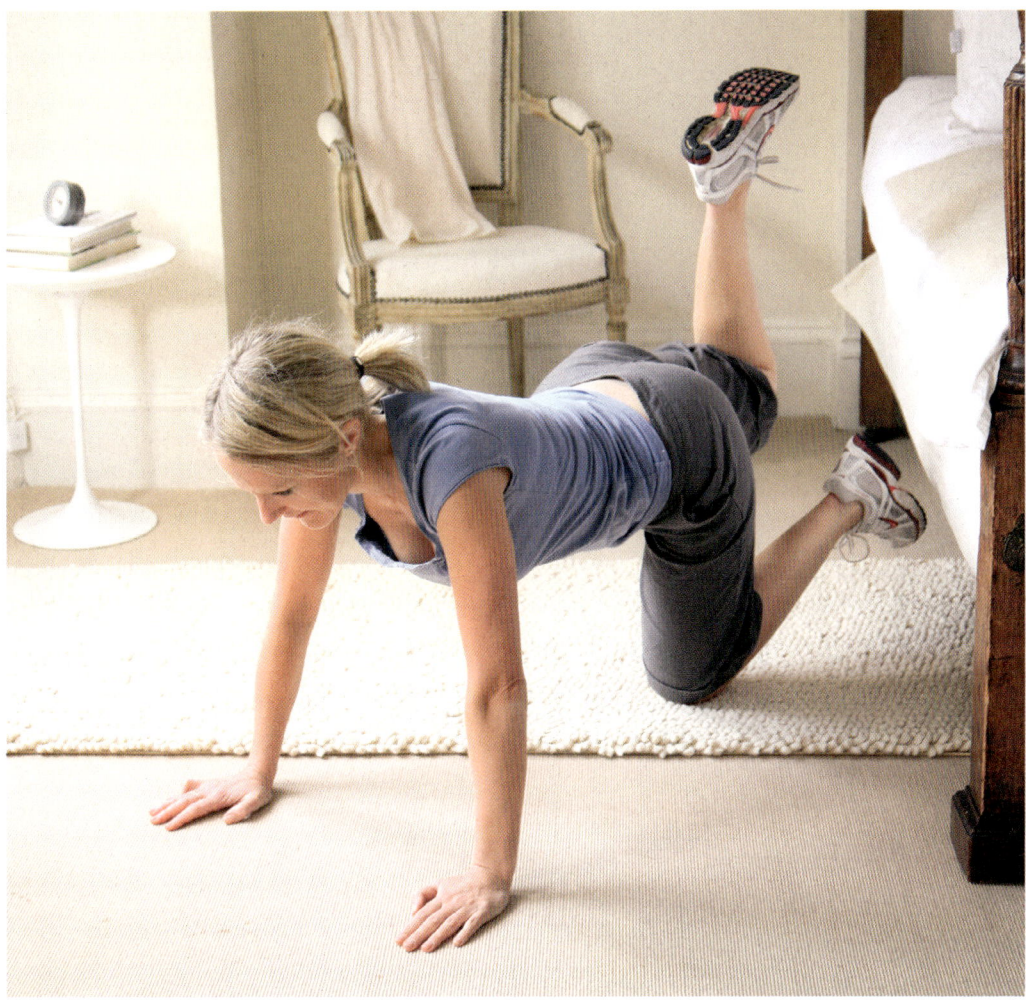

## Gesäßformer

Ein strammes Gesäß ist vielen Menschen
besonders wichtig. In einer amerikanischen
Studie wurde untersucht, wie groß die
Muskelaktivität bei einer Reihe verschiedener
Übungen ist, um die beste Übung für das
perfekte Gesäß zu finden. Dabei stellte sich
der Gesäßformer als optimale Übung heraus.
Und so geht's:

**1** Gehen Sie in den Vierfüßlerstand und spannen
Sie die Bauchmuskeln an.

**2** Heben Sie ein Bein an, das dabei am Knie im
90-Grad-Winkel gebeugt bleibt, bis der Oberschenkel parallel zum Boden ist und der Fuß zur
Decke zeigt. Senken Sie das Bein nun wieder.

10–15 Wiederholungen

*Wenn Sie stärker werden, können Sie sich Knöchel-
gewichte umschnallen und die Wiederholungszahl
erhöhen.*

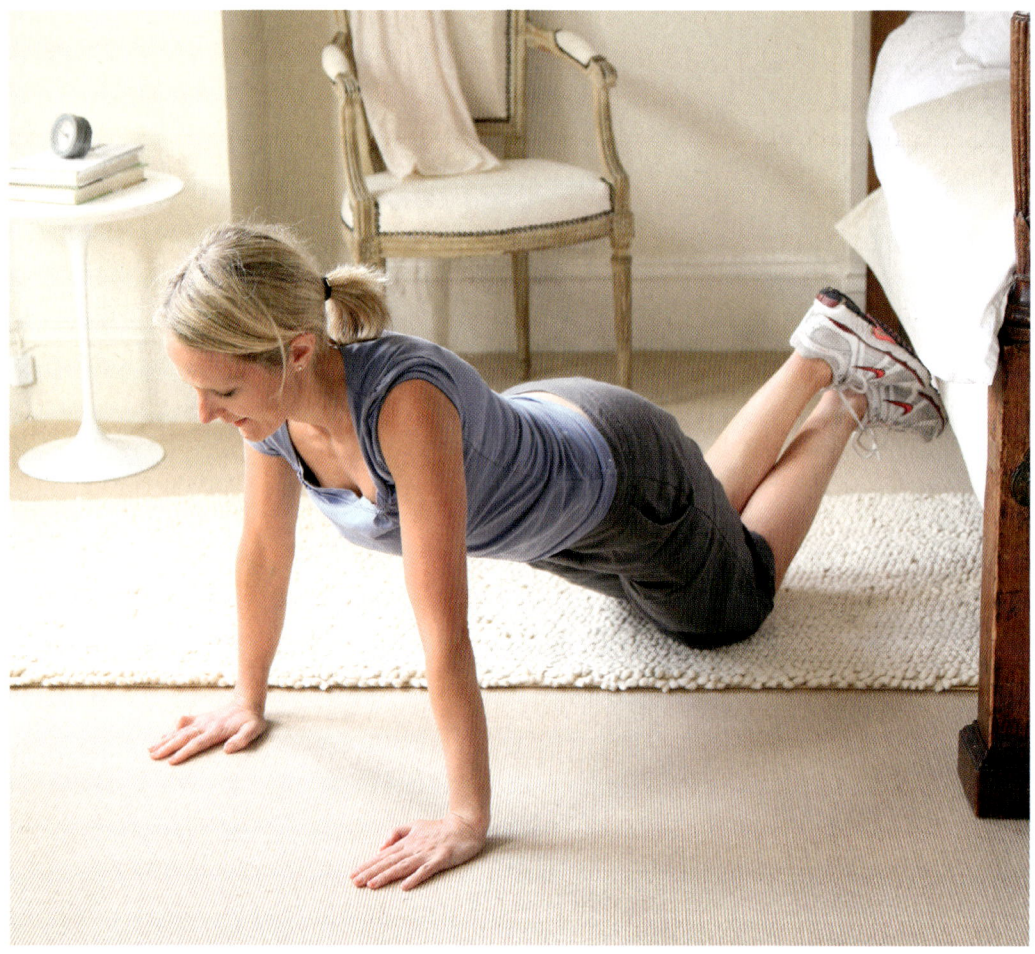

## Armformer

Manchmal sind die einfachsten Übungen die effektivsten, besonders, wenn es um die Arme geht. Simple, altmodische Liegestütze sind die allerbeste Übung, denn dabei setzen Sie Ihr Körpergewicht ein, um den Trizeps, den Bizeps, die Brustmuskeln und die Delta-muskeln (Oberarm, Rücken und Schultern) zu kräftigen. Einer Studie zufolge trainieren Sie mit regelmäßigen Liegestützen die Arme und den gesamten Oberkörper perfekt. Beginnen Sie mit halben Liegestützen (auf den Knien) und arbeiten Sie sich mit zunehmender Kraft zu richtigen Liegestützen hoch.

**1** Legen Sie sich mit dem Gesicht nach unten auf den Boden, die Hände neben den Schultern, die Knie gebeugt. Drücken Sie nun die Arme durch.

**2** Halten Sie Kopf, Hals, Rücken und Hüfte in einer Linie, während Sie den Körper anheben.

**3** Stoppen Sie, wenn Ihre Arme fast ganz ge-streckt sind. Lassen Sie sich langsam wieder bis fast auf den Boden sinken und drücken Sie sich dann erneut hoch.

10–20 Wiederholungen; arbeiten Sie sich langsam bis zu 30 Wiederholungen hoch.

## Rückenstärker

Untersuchungen haben ergeben, dass viele konventionelle Rückenübungen, inklusive einiger Dehnungs- und Kräftigungsübungen, Rückenschmerzen noch weiter verstärken können. Was ist also die beste Übung für den Rücken? Ganz oben auf der Liste steht der Curlup:

**1** Legen Sie sich flach auf den Rücken, ein Knie ist gebeugt.

**2** Heben Sie Kopf, Schultern und Beine vom Boden.

10–15 Wiederholungen; wechseln Sie nach der Halbzeit das angewinkelte Bein.

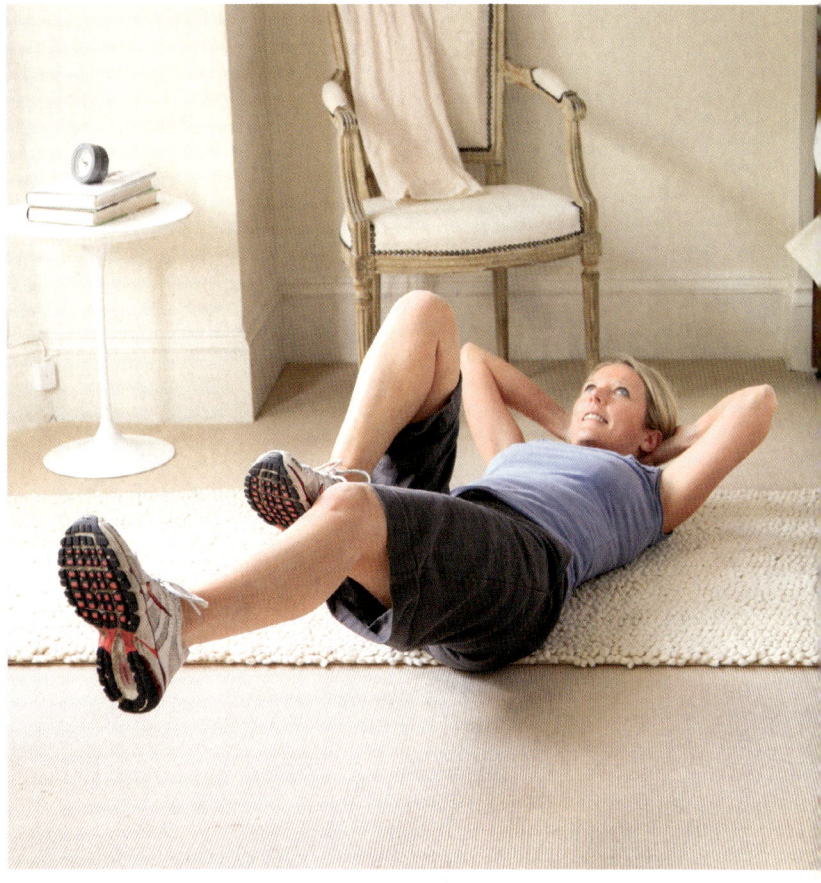

## Beinverlängerer

Eine weitere Erkenntnis der Studie zur Findung der besten Gesäßübung (siehe S. 141) war, dass Ausfallschritte zu den besten Übungen eines kombinierten Trainings der Bein- und Gesäßmuskeln zählen. Und so macht man sie richtig:

**1** Nehmen Sie in jede Hand eine Wasserflasche und stellen Sie sich aufrecht hin.

**2** Machen Sie mit dem rechten Fuß einen Schritt nach vorn. Der Kopf und die Wirbelsäule sind dabei in neutraler Position.

**3** Beugen Sie das linke Knie zum Boden. Dabei soll die vordere Fußsohle ganz auf dem Boden bleiben. Das Knie befindet sich genau über der Mitte des Fußes.

**4** Drücken Sie sich mit dem Fuß wieder kräftig ab, um in die Ausgangsposition zurückzukehren.

Wechseln Sie das vordere Bein ab; 8–12 Wiederholungen pro Seite.

# Kapitel 9

Nachdem Sie nun beschlossen haben, sich im Alltag mehr zu bewegen, ist der nächste Schritt, sich um die richtige Ernährung zu kümmern. Das Essen sollte möglichst einfach sein, denn schließlich ist es nur der Treibstoff, den wir brauchen, um am Leben zu bleiben – nicht mehr und nicht weniger. Irgendwie ist etwas so Einfaches aber inzwischen sehr kompliziert geworden, sodass nur noch Wenige in der Lage sind, die richtige Ernährung für ihre täglichen Bedürfnisse zu wählen.

# Gesunde Ernährung im Alltag

# Treibstoff für das Leben

Gesunde Ernährung bedeutet, die richtige Menge der richtigen Nahrungsmittel zu sich zu nehmen, um den ganzen Tag über genug Energie für alle Tätigkeiten zu haben. Der Trick besteht darin, sich nicht im ständig weiter ausufernden Diätdschungel zu verlaufen.

Sie sollten bei einer Ernährungsumstellung immer im Hinterkopf haben, dass Sie Ihre neue Ernährungsweise wirklich mögen sollten. Häufig kaufen Abnehmwillige Lebensmittel, von denen sie glauben, sie essen zu müssen. Wenn sie dann aber völlig ausgehungert nach Hause kommen, ist der tolle Sojasprossensalat plötzlich nicht das Wahre, und so bestellen sie sich stattdessen rasch eine Salamipizza.

In diesem Kapitel möchte ich Sie mit einigen Ernährungsgrundlagen vertraut machen, damit Sie genug Wissen haben, um sich einen Ernährungsplan zusammenzustellen, der Ihre neue, aktive Lebensweise unterstützt. Ich werde Ihnen einige der Fallen zeigen, in die man beim Einkaufen leicht tappt, und Ihnen helfen, Supermarktdetektiv zu spielen, um sie zu vermeiden. Das Ziel ist, Ihre Schränke voll leicht zuzubereitender Speisen zu haben, die gesund sind, gleichzeitig Ihren Appetit befriedigen und vor allem auch gut schmecken. Will man seine Ernährung langfristig umstellen, sollte man langsam vorgehen und nicht radikal über Nacht alles ändern, denn das funktioniert in den meisten Fällen nicht.

## Trainieren Sie die Kalorien ab

**Käse und Cracker** zu knabbern, mag Ihnen gesünder vorkommen, als sich eine Tafel Schokolade einzuverleiben, aber die Kalorien summieren sich trotzdem. Ein streichholzschachtelgroßes Stück Blauschimmelkäse wie Gorgonzola hat 102 kcal (Cheddar hat 114 kcal). Gibt man dann noch den kalorienärmsten Cracker (17 kcal) hinzu, müssten Sie eine der folgenden Aktivitäten ausführen:

- 48 Minuten Brettspiele spielen
- 38 Minuten belegte Brote und Getränke für Gäste oder die Familie zubereiten und hinterher das Geschirr von Hand abwaschen
- 34 Minuten nach einer großen Party von Hand abwaschen und das Geschirr wegräumen
- 30 Minuten Flaschen und Zeitungen in Säcke füllen und zum Recyclingcenter bringen
- 28 Minuten sich einen Weg durch volle Geschäfte bahnen
- 20 Minuten zu einer Fitness-DVD turnen

## Wie viel Treibstoff braucht unser Körper wirklich?

Wie viele Kalorien Sie zu sich nehmen müssen, um Ihr Gewicht zu halten bzw. ab- oder zuzunehmen, hängt von Ihrem persönlichen Grundumsatz ab. Der Grundumsatz ist die Mindestkalorienmenge – also die Menge an Kalorien, die Ihr Körper zum Überleben braucht, um Funktionen wie den Herzschlag, die Atmung und die Aktivitäten des Gehirns aufrechtzuerhalten.

Bei sehr inaktiven Menschen kann der Grundumsatz bis zu 75 Prozent aller pro Tag verbrauchten Kalorien ausmachen. Je aktiver Sie sind, desto mehr Kalorien verbrennen Sie zusätzlich zum Grundumsatz. Physiologen haben im Lauf der Jahre eine Reihe von Methoden zur Berechnung des Grundumsatzes erstellt; von diesen gilt die in den 1940er-Jahren aufgestellte „Harris-Benedict-Formel" als die genaueste. Und so berechnet man sie:

## Berechnung

$w$ = Gewicht in kg
$h$ = Größe in cm
$a$ = Alter

Männer:
$$(13,75 \times w) + (5,0 \times h) - (6,76 \times a) + 66$$

Frauen:
$$(9,56 \times w) + (1,85 \times h) - (4,68 \times a) + 655$$

Wenn Sie also eine 35-jährige Frau sind, die 65 kg wiegt und 168 cm groß ist, ist Ihr Grundumsatz:

$$(9,56 \times 65) + (1,85 \times 168) - (4,68 \times 35) + 665 = 1.433 \text{ kcal}$$

Wollen Sie die Kalorien berechnen, die Sie benötigen, um Ihr Gewicht zu halten, multiplizieren Sie Ihren Grundumsatz mit folgenden Zahlen, abhängig von Ihrem Aktivitätsniveau:

**Inaktiv** – Sie machen sehr wenig Sport und sitzen auch im Beruf fast den ganzen Tag: Grundumsatz x 1,4

**Aktiv** – Sie sind den ganzen Tag über ziemlich aktiv und versuchen, nicht zu lange zu sitzen: Grundumsatz x 1,7

**Sehr aktiv** – Sie machen viel Sport und/oder haben einen Beruf, der Ihnen körperlich große Anstrengungen abverlangt: Grundumsatz x 2,0

# Dauerhaft abnehmen

Zuerst sollten Sie eine Bestandsaufnahme machen. Erst wenn Sie genau sehen, wo Ihre Fehler liegen, können Sie diese korrigieren. Schreiben Sie über drei Tage hinweg (inklusive eines Wochenendtags) ganz genau auf, was Sie essen und trinken. Seien Sie ehrlich zu sich selbst!

**Berechnen Sie Ihr tägliches Kalorienziel.**
Rechnen Sie Ihren Grundumsatz und dann Ihren Kalorienbedarf aus, um zu sehen, wie viele Kalorien Sie benötigen, um Ihr Gewicht zu halten. Nun ziehen Sie von diesem Wert 15 bis 20 Prozent ab. Das ist Ihr Kalorienziel. Lassen Sie Fertiggerichte und fettige, süße Zwischenmahlzeiten weg. Sie sind ungesund und lassen Ihren Blutzuckerspiegel zu schnell abfallen, sodass Sie noch mehr essen. Viele Fertiggerichte haben kaum Nährstoffe, deshalb sollten Sie sie durch weniger kalorienhaltige Snacks mit einem niedrigen GI (siehe S. 151) ersetzen, die länger satt machen.

**Lassen Sie keine Mahlzeiten aus.** Der Schlüssel zur gesunden Ernährung liegt darin, öfter kleine Portionen statt drei großer Mahlzeiten zu essen. Das verhindert ein starkes Absinken des Blutzuckerspiegels, was mit nachlassender Tatkraft verbunden ist und dazu führt, sich mit ungesunden Kleinigkeiten vollzustopfen.

**Hungern Sie nicht.** Die Kalorienzufuhr zu stark zu senken, führt zu einer vermehrten Produktion des Stresshormons Cortisol und von Insulin, das den Blutzuckerspiegel reguliert. Der Körper reagiert darauf, indem er überschüssige Kalorien als Fett im Bauch ablagert. Deshalb können auch ansonsten schlanke Menschen einen Kugelbauch haben.

**Erfüllen Sie die tägliche Obst- und Gemüsequote.** Wer täglich mindestens fünf Portionen Obst und Gemüse isst, kann damit z. B. Krebs und Herzkrankheiten abwehren. Das sollte nicht schwer zu erreichen sein – frisches, tiefgefrorenes und getrocknetes Obst und Gemüse zählen genauso dazu wie Säfte –, trotzdem schaffen die meisten von uns es nicht. Eine Portion ist etwa eine halbe große Grapefruit, eine Scheibe Melone oder zwei Mandarinen. Ein Glas Saft (Obst oder Gemüse) zählt ebenfalls als Portion. Sie dürfen sich jedoch nur ein Glas pro Tag anrechnen, da Saft kaum Ballaststoffe enthält. Als Portion Gemüse gelten z. B. drei Esslöffel gekochte Möhren oder Erbsen oder eine kleine Schüssel gemischter Salat. Kartoffeln zählen als sehr stärkehaltiges Gemüse nicht dazu.

**Planen Sie.** Essen Sie meist zwischendurch? Oder beeinflusst Ihre Essenszeit bzw. der Ort die Wahl Ihrer Mahlzeit? Bestellen Sie sich oft Speisen ins Haus? Essen Sie bei der Arbeit anders als zu Hause, weil es weniger Auswahl gibt? Gewöhnen Sie sich an, Ihre Mahzeiten im Voraus zu planen, damit Sie nicht auf dem falschen Fuß erwischt werden. Wenn Sie sich an diese Regeln halten, werden Sie die Veränderungen bald sehen und spüren.

# Grundlagen

Im Gegensatz zu dem, was viele spezielle Diäten Ihnen weismachen wollen, sollte bei einer gesunden Ernährung die Energie aus drei verschiedenen Quellen kommen: Fett, Eiweiß und Kohlehydrate. Zu viel von jedem ist genauso ungesund wie zu wenig. Wichtig ist, eine ausgewogene Ernährung zu erreichen.

## Fett

Egal, was Sie gehört haben: Man sollte Fett nie komplett aus seiner Ernährung streichen. Unser Körper benötigt Fett, um richtig arbeiten zu können. Probleme entstehen nur dann, wenn man zu viel Fett zu sich nimmt. Die aktuelle Empfehlung lautet, maximal 35 Prozent der täglichen Gesamtkalorien aus Fett zu erhalten. Weniger als zehn Prozent davon sollten gesättigte Fettsäuren sein. Idealerweise sollten täglich etwa 20 bis 25 Prozent Ihrer Kalorienzufuhr aus Fett stammen. Hier sind ein paar Hinweise, damit Sie sich im Wirrwarr der verschiedenen Fette besser zurechtfinden:

### Transfettsäuren

Diese Art von Fettsäuren entsteht vor allem bei der Fetthärtung von Pflanzenölen zur Produktion von festen Streichfetten wie etwa Margarine. Sehr häufig findet man sie in Keksen, Kuchen, Kartoffelchips und ähnlichen Fertigprodukten. Transfettsäuren wirken sich besonders ungünstig auf das LDL-Cholesterin (das „schlechte" Cholesterin) aus, welches als Hauptursache für koronare Herzerkrankungen gilt. Transfettsäuren sollte man weitestgehend vermeiden.

### Gesättigte Fettsäuren

Diese Fettart ist tierischen Ursprungs und z. B. im Fettrand am Fleisch und in Milchprodukten wie Butter oder Käse zu finden. Pflanzliche Quellen sind Kokos- und Palmöl. Der Konsum gesättigter Fette erhöht das Risiko für Herzkrankheiten, deshalb sollte man nicht zu viel davon zu sich nehmen.

### Mehrfach ungesättigte Fettsäuren

Diese Fette wurden von Wissenschaftlern in zwei Gruppen, Omega-3 und Omega-6, aufgeteilt und gelten als essenzielle Fettsäuren. Keine von ihnen wird im Körper produziert, doch wir brauchen beide, um gesund zu bleiben. Es ist deshalb sehr wichtig, sie über die Nahrung aufzunehmen. Gute Omega-3-Quellen sind Lein-, Hanf- und Rapsöl sowie Fisch, vor allem Lachs. Experten empfehlen, zweimal pro Woche Fisch zu essen, davon einmal fetten Fisch, etwa Makrele oder Lachs. 250 Milliliter Biomilch pro Tag bieten Ihnen eine zusätzliche Quelle, und mit einem kleinen Stück Biokäse nehmen Sie bereits 88 Prozent der empfohlenen Omega-3-Menge zu sich. Omega-6-Quellen sind vor allem Pflanzenöle, besonders Sonnenblumen- und Distelöl sowie Fleisch.

### Ungesättigte Fettsäuren

Diese Fettsäuren – die als die gesündesten gelten – schützen uns vermutlich vor Herzkrankheiten. Sie kommen z. B. in Olivenöl, Erdnüssen und Avocados vor. Eine mediterrane Ernährung, die reich an Obst, Gemüse und ungesättigten Fettsäuren ist, kann einigen Studien zufolge die Lebenserwartung erhöhen.

## Eiweiß

Jede Zelle unseres Körpers braucht Eiweiß (Protein), um zu überleben. Es ist auch wichtig für das Wachstum von Muskeln, Knochen, Haaren und Fingernägeln. Das Protein in der Nahrung wird von Enzymen in Aminosäuren aufgespalten, die vom Körper aufgenommen und zur Produktion von mehr Protein verwendet werden. In pflanzlichen und tierischen Quellen gibt es 20 verschiedene Aminosäuren, die fast alle vom Körper selbst hergestellt werden können. Acht essenzielle Aminosäuren können wir jedoch nicht selbst produzieren. Diese müssen wir über die Nahrung aufnehmen. Obwohl Studien ergeben haben, dass eine proteinreiche Ernährung beim Abnehmen hilft, ist ein Zuviel an Eiweiß ungesund. Eine sehr proteinreiche Ernährung ist oft auch sehr fettreich und belastet Leber und Nieren. Deshalb sollen nur 15 Prozent Ihrer täglichen Kalorien aus fettarmem Eiweiß stammen.

## Kohlehydrate

In den letzten Jahren haben Kohlehydrate einen ziemlich schlechten Ruf bekommen, hauptsächlich durch die Atkins- oder Zone-Diät, bei der die Kohlehydratzufuhr auf das absolute Minimum reduziert wird. Nachgewiesenermaßen haben kohlehydratarme und proteinreiche Diäten aber ungesunde Nebeneffekte (von Kopfschmerzen über Verstopfung bis zu erhöhtem Herzkrankheitsrisiko) und sind nicht der sicherste Weg zum Abnehmen.

Einige Kohlehydrate sind für unser Wohlbefinden unerlässlich, vor allem bei einem aktiven Lebensstil. Kohlehydrate werden nach ihrem chemischen Aufbau in zwei Gruppen aufgeteilt: einfache Zucker (Sukrose, Fruktose, Glukose usw.) und stärkehaltige Lebensmittel (Kartoffeln, Brot, Nudeln, Reis usw.).

Kohlehydrate sind die liebste Energiequelle unserer Muskeln. Der Körper kann sie jedoch nur bedingt einlagern (als Glykogen in den Muskeln und in Form von etwas Glukose im Blut). Das bedeutet, dass die Speicher durch unsere Ernährung regelmäßig aufgefüllt werden müssen. Geschieht das nicht, werden wir müde und erschöpft und leiden manchmal sogar unter Schwindelanfällen.

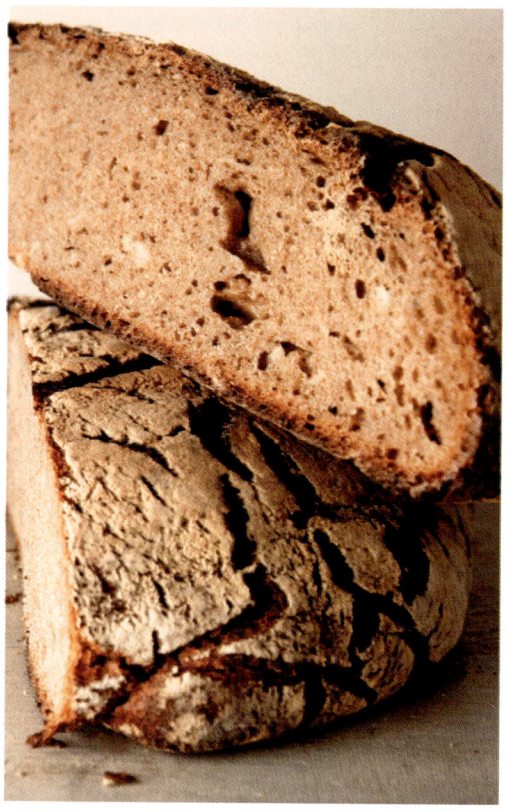

## Der glykämische Index (GI)

Stärkehaltige Kohlenhydrate liefern uns Ballast-stoffe und einen lang anhaltenden Energie-schub, aber es gibt noch einen anderen Weg herauszufinden, welche Kohlenhydrate beson-ders wertvoll sind: Der glykämische Index (GI) ist ein Bewertungssystem, das Nahrungsmittel danach einordnet, wie schnell sie den Blut-zuckerspiegel ansteigen lassen.

Nahrungsmittel mit niedrigem GI geben den Zucker langsam und gleichmäßig ab, sodass wir länger satt sind. Nahrungsmittel mit einem hohen GI, z. B. Weißbrot, Kuchen, Kekse usw. lassen den Blutzuckerspiegel hochschnellen und rasch wieder absinken. Dadurch sind wir schneller wieder hungrig, essen mehr und nehmen zu. Eine Ernährung mit überwiegend niedrigem GI ist also insgesamt gesünder, weil man weniger Zucker und Fertigprodukte und mehr Ballaststoffe zu sich nimmt.

Es kann etwas dauern, bis man sich an das GI-System und seine Auswirkungen gewöhnt hat, auch wenn auf manchen Etiketten inzwi-schen der GI aufgeführt wird. In der folgenden Tabelle finden Sie einige Beispiele. Denken Sie einfach immer daran, dass die besten Kohlen-hydrate den niedrigsten GI haben.

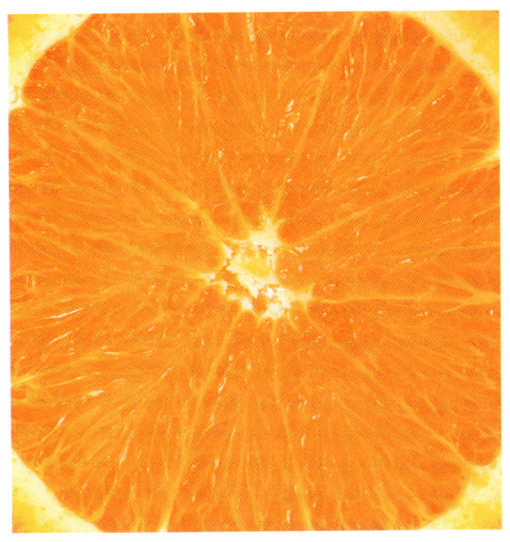

### Wussten Sie schon?

Studien zufolge neigt man nach einem Frühstück mit niedrigenm GI (Müsli, Haferbrei, Vollkornbrot) weniger zum Naschen zwischen den Mahlzeiten und nimmt auch beim Mittagessen deutlich weniger Kalorien zu sich, selbst, wenn man sich am Buffett bedienen darf!

| Hoher GI-Wert | Mittlerer GI-Wert | Niedriger GI-Wert |
| --- | --- | --- |
| Backkartoffel | Ananas | Äpfel |
| Baguette | Karotten | Bananen |
| Honig | Melone | Erdnüsse |
| Pastinaken | Müsliriegel | Gebackene Bohnen |
| Sportgetränke | Neue Kartoffeln (gekocht) | Getrocknete Aprikosen |
| Süßigkeiten | Pitabrot | Haferflocken |
| Wassermelone | Rosinen | Linsen |
| Weißbrot | Speiseeis | Orangen |
| Weißer Reis | Vollkornreis | Spaghetti |

# Vitamine und Mineralien

Wenn Sie sich abwechslungsreich ernähren, müssen Sie nicht auf teure Nahrungsergänzungsmittel zurückgreifen.

**Vitamin A** wird für das Zellwachstum, ein starkes Immunsystem und ein gutes Sehvermögen benötigt. Es kommt in zwei Formen vor: als Retinol aus tierischen und als Beta-Karotin aus pflanzlichen Quellen. Pflanzliches Vitamin A ist ein wichtiges Antioxidans. Tagesdosis: 700 μg (Männer), 600 μg (Frauen).

**Vitamin B1 (Thiamin)** ermöglicht es dem Körper, Energie aus Kohlehydraten und Fetten zu gewinnen, und verhindert die Ansammlung von Giftstoffen. Tagesdosis: 1 mg (Männer), 0,8 mg (Frauen).

**Vitamin B2 (Riboflavin)** setzt Energie aus Nahrungsmitteln frei, damit das Vitamin B6 richtig arbeiten kann. Empfohlene Tagesdosis: 1,3 mg (Männer), 1,1 mg (Frauen).

**Vitamin B6 (Pyridoxin)** ist für die Bildung der roten Blutkörperchen lebenswichtig. Zudem ist es wichtig für das Immunsystem und setzt Energie aus proteinreicher Nahrung frei. Tagesdosis: 1,4 mg (Männer), 1,2 mg (Frauen).

**Vitamin B12 (Cynacobalamin)** ist für den Aufbau der DNS und für die Produktion von Myelin, der Nervenhülle, lebenswichtig. Tagesdosis: 1,5 μg (Männer und Frauen)

**Vitamin C (Ascorbinsäure)** ist ein mächtiges Antioxidans und hilft bei der Absorption von Eisen. Es wird auch für die Produktion von Kollagen (einem lebenswichtigen Protein für gesunde Knochen, Haut, Knorpel und Schleimhäute) benötigt. Tagesdosis: 40 mg (Männer und Frauen), 80 mg für Raucher.

**Vitamin D (Calciol)** ist zur Absorption von Kalzium und Phosphor für den Aufbau von Knochen und Zähnen wichtig. Tagesdosis: Mindestens 20 Minuten Tageslicht, sonst 10 μg über die Nahrung.

**Vitamin E** ist ein Antioxidans, das freie Radikale im Blut einfängt. Tagesdosis: mindestens 4 mg (Männer), 3 mg (Frauen).

**Folsäure** ist zur Bildung der DNS und essenzieller Proteine wichtig. Tagesdosis: 200 μg (Männer und Frauen); 400 μg in der Schwangerschaft.

**Kalzium** ermöglicht das Wachstum von Knochen und Zähnen und ist für die Muskelfunktion wichtig. Tagesdosis: 700 mg (Männer und Frauen).

**Magnesium** ist für das Wachstum von Knochen und Zähnen wichtig und ermöglicht die Weiterleitung von Nervenimpulsen. Tagesdosis: 300 mg (Männer); 270 mg (Frauen).

**Kalium** reguliert den Elektrolythaushalt und sorgt für einen ausgeglichenen Herzschlag und Blutdruck. Tagesdosis: 3.500 mg (Männer und Frauen).

**Eisen** ist unerlässlich für die Bildung roter Blutkörperchen und vieler Enzyme für den Energiestoffwechsel. Tagesdosis: 8,7 mg (Männer), 14,5 mg (Frauen).

**Selen** ist ein Antioxidans, das freie Radikale bindet und uns vor Infektionen schützt. Tagesdosis: 75 μg (Männer), 60 μg (Frauen).

**Zink** ist wichtig für die Fruchtbarkeit und Fortpflanzung sowie für die Entwicklung. Tagesdosis: 9,5 mg (Männer), 7 mg (Frauen).

# Vitaminquellen in Lebensmitteln

**Vitamin A :** Aprikosen, Butterkürbis, Cantaloupe-Melonen, Eigelb, fetter Fisch (z. B. Sardinen, Lachs), grünes Blattgemüse, Käse, Karotten, Leber

**Vitamin B1:** Bierhefe, Hülsenfrüchte, Innereien, Kartoffeln, Nüsse, Schweinefleisch

**Vitamin B2:** Brokkoli, Eier, Fisch, Fleisch, Milchprodukte, Spargel, Spinat

**Vitamin B6:** Bananen, Fisch, Geflügel, mageres Fleisch, Nüsse, Sojabohnen, Vollkornbrot und -müsli

**Vitamin B12:** Eier, Fisch, Fleisch, Milchprodukte

**Vitamin C:** Obst und Gemüse (inkl. Säfte), vor allem Erdbeeren, Heidelbeeren, Kiwi, Orangen, schwarze Johannisbeeren

**Vitamin D:** Angereicherte Margarine, Eier, fetter Fisch, Fischöl

**Vitamin E:** Angereicherte Margarine, Nüsse, Pflanzenöl, Samen

**Folsäure:** Grünes Blattgemüse, Hülsenfrüchte, Leber, Rosenkohl, Vollkornbrot

# Mineralquellen in Lebensmitteln

**Kalzium:** Grünes Blattgemüse, Milchprodukte (beste Quelle), Sardinen aus der Dose (mit Gräten), Sesam

**Magnesium:** Grünes Gemüse, Hülsenfrüchte, Nüsse, Samen, Vollkornmüsli

**Kalium:** Avocados, Bananen, Trockenobst, Zitrusfrüchte

**Eisen:** Dunkelgrünes Gemüse, Eigelb, Innereien, Pfifferlinge, Sardinen

**Selen:** Avocados, Fisch, Fleisch, Milchprodukte, Linsen, Paranüsse

**Zink:** Austern und Meeresfrüchte, Erdnüsse, rotes Fleisch, Sonnenblumenkerne

# Etiketten lesen

Lebensmitteletiketten werden immer detailreicher. Das ist zwar nützlich, aber auch verwirrend, wenn man sich mit der Terminologie nicht auskennt. Schauen Sie genau hin:

- Bio/ökologisch usw.: Mindestens 95 % der Zutaten müssen aus ökologischem Anbau stammen. Jegliche chemischen oder gentechnisch veränderten Zutaten wie Farbstoffe oder Geschmacksverstärker sind verboten.

- Kalorienarm: Muss mindestens 40 % weniger Kalorien enthalten als das normale Lebensmittel.

- Fruchtsaft: Muss zu 100 % aus Früchten oder Fruchtsaftkonzentrat hergestellt werden; es dürfen bis zu 15 g Zucker pro Liter zugesetzt werden.

- Fettfrei: Weniger als 0,005 g Fett auf 100 g bzw. 100 ml.

- Light/lite: Keine gesetzliche Definition; kann alles bedeuten.

- Ohne Zuckerzusatz: Es wurde kein Zucker hinzugefügt, es darf aber durchaus mit anderen Mitteln (z. B. mit Sirup, Honig oder Fruktose) gesüßt werden.

- Zuckerfrei: Diese Produkte dürfen absolut keinen Zucker oder Zuckerzusätze enthalten.

## Ist es gesund?

Woher weiß man, ob ein Lebensmittel viel oder wenig Zucker, Fett oder Salz enthält? Achten Sie darauf, wie viel davon jeweils in 100 Gramm enthalten ist, und verwenden Sie die folgenden Richtlinien:

| Viel | Wenig |
|---|---|
| 20 g oder mehr Fett | 3 g oder weniger Fett |
| 5 g oder mehr gesättigte Fettsäuren | 1 g oder weniger gesättigte Fettsäuren |
| 0,5 g Salz | 0,1 g Salz |
| 10 g Zucker (gesamt) | 2 g Zucker (gesamt) |

## Wussten Sie schon?

Man sollte täglich nicht mehr als 6 g Salz zu sich nehmen, meist konsumieren wir aber mehr als das Doppelte.

- Zu viel Salz wird mit hohem Blutdruck und einem erhöhten Risiko für das Herz in Verbindung gebracht. Zudem scheint es die Entmineralisierung der Knochen und somit die Osteoporose zu fördern.

- Fast 75 % des Salzes, das wir essen, wird bereits von den Herstellern hinzugefügt und steckt z. B. in Brot und einigen Müslisorten. Fertiggerichte sind dabei am schlimmsten: 10 % Salz sind bereits enthalten, 15 % fügen wir selbst noch hinzu.

# Trinken Sie sich gesund

Ausreichend zu trinken, ist lebenswichtig. Jede Zelle des Körpers benötigt Flüssigkeit, und wer zu wenig trinkt, ist häufig müde und kann sich schlecht konzentrieren. Oft sieht man es auch äußerlich. Grundsätzlich sollte man etwa zwei Liter Flüssigkeit pro Tag zu sich nehmen. Diese muss aber nicht nur in Form von Wasser getrunken werden – auch Tee, Kaffee, Fruchtsaft und sogar Suppe werden angerechnet. Je aktiver Sie sind und je heißer es ist, desto mehr Flüssigkeit benötigen Sie.

Vielleicht überrascht es Sie ja, dass Sie auch zu viel trinken können. Hyponatriämie – ein Zustand, bei dem die Salzkonzentration im Blut, vor allem von Natrium, durch zu viel Wasser zu stark verdünnt wird – kommt immer häufiger vor, insbesondere bei sehr aktiven Menschen.

Wie viel Wasser darf man also trinken? Die genaue Menge hängt von verschiedenen Faktoren ab. Wenn Sie pro Stunde Bewegung nicht mehr als einen Liter Wasser zu sich nehmen, erhalten Sie einen ausgeglichenen Flüssigkeitshaushalt aufrecht.

Um nicht zu viel Wasser zu verlieren, können Sie sich einfach vor und nach einer anstrengenden Sporteinheit wiegen. Für jedes Pfund, das Sie verloren haben, sollten Sie zwei mittelgroße Gläser Wasser trinken.

## Ein Wort zum Alkohol

Trinken Sie gern einmal ein Gläschen? Auch wenn Sie zukünftig gesünder leben wollen, ist das kein Grund, völlig auf Alkohol zu verzichten. Es gibt hinreichend Beweise, dass ein Glas Wein (die meisten bevorzugen Rotwein, obwohl auch Weißwein seine Vorzüge hat) viele Antioxidantien enthält und dadurch bei der Vorbeugung von Herzkrankheiten hilft. Wichtig ist einfach, es nicht zu übertreiben. Mediziner empfehlen für Frauen nicht mehr als 14 Einheiten Alkohol pro Woche und für Männer 21 Einheiten. Eine Enheit entspricht einem halben Glas Bier oder einem kleinen Glas Wein.

Wer regelmäßig zu viel trinkt, riskiert Herz- und Gefäßerkrankungen sowie hohen Blutdruck. Bei Frauen wird übermäßiges Trinken auch mit einem erhöhten Brustkrebsrisiko und verminderter Fruchtbarkeit in Verbindung gebracht. Zusätzlich kann es Ihr Erscheinungsbild verändern, weil die Nährstoffzufuhr für Haut, Haare und Nägel gedrosselt wird.

Zu guter Letzt ist da auch noch die Frage der Kalorien von Alkohol: Ein Glas Weißwein enthält 85 kcal, ein großes Bier 150 kcal. Ein paar Mal pro Woche ein kleines Glas zu trinken, ist aber nicht weiter schädlich.

# Zehn überraschende Tipps, um sich fit zu essen

**1 Essen Sie Steak mit Eiern:**
Eine eiweißreiche Ernährung kann das Abnehmen fördern, wenn man sich gleichzeitig ausreichend bewegt. Diese Ernährungsform enthält eine große Menge der Aminosäure Leucin, welche den Muskelaufbau fördert.

**2 Lutschen Sie ein Pfefferminz:** Psychologen ließen 40 Sportler 15 Minuten lang schnell auf dem Laufband laufen. Dabei atmeten sie jeweils einen von vier Düften ein: Pfefferminz, Jasmin, Dimethyl oder einen Geruchsabsorbierer. Diejenigen, die den Pfefferminzduft einatmeten, hatten das Gefühl, sich weniger anzustrengen, und hielten länger durch. Vermutlich wurde durch die ätherischen Öle die Atmung verbessert.

**3 Nehmen Sie Eisen zu sich:**
Fast ein Drittel aller Frauen nimmt weniger als die empfohlene Eisenmenge (14,5 g) aus Quellen wie rotem Fleisch, Huhn, Eiern und grünem Blattgemüse zu sich. Ein zu geringer Eisenspiegel im Blut macht das Fitwerden ziemlich anstrengend.

**4 Essen Sie Haferflocken:**
Haferflocken geben uns von allen Nahrungsmitteln mit niedrigem GI den besten Langzeitenergieschub. Sportler, die vor dem Wettkampf einfachen Haferbrei aßen, waren leistungsfähiger als solche, die teure Sportgetränke zu sich nahmen.

**5 Essen Sie Dosenpfirsiche:**
Ernährungsexperten haben bestätigt, dass Dosenpfirsiche fitnessfreundlich sind. Sportler, die ein Müsli mit Dosenpfirsichen (niedriger GI) aßen, waren drei Stunden später bei einem 60-Minuten-Lauf besser als diejenigen, die ein Frühstück mit hohem GI zu sich nahmen.

**6 Knabbern Sie Nüsse und Kerne:** Alle Nüsse sind eine gute Eiweißquelle. Eiweiß brauchen wir, damit sich unsere Muskeln nach einer anstrengenden Trainingseinheit wieder erholen können. Ungesalzene Cashewkerne sind besonders wirksam: Sie enthalten zusätzlich Kohlehydrate und wichtige Mineralien wie Kalium (das man beim Schwitzen verliert). 50 Gramm Cashewkerne enthalten zudem ein Drittel der für Frauen täglich empfohlenen Eisenmenge.

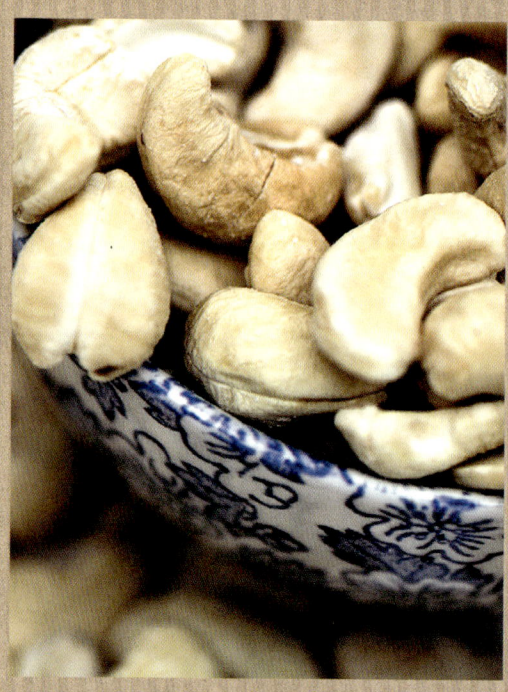

**7 Trinken Sie hin und wieder schale Cola:** Forscher am Australian Institute of Sport (AIS) in Canberra fanden heraus, dass ein bis zwei Tassen schaler Cola (keine Diät-Cola!) oder schwarzen Kaffees unsere Ausdauer um bis zu 3 Prozent erhöhen. Radfahrer, welche die Cola vor und während des Trainings tranken, konnten länger und schneller fahren als diejenigen, die Wasser tranken. Denken Sie aber daran, dass zu viel Koffein (über sechs Tassen pro Tag) nicht gesund ist und dass Cola viel Zucker enthält.

**8 Frühstücken Sie:** Ein Frühstück bringt Ihren Stoffwechsel, der über Nacht heruntergefahren wurde, wieder in Schwung. Deshalb ist es die wichtigste Mahlzeit des Tages. Ein Frühstück aus Müsli und Toast verhindert Heißhungerattacken am Vormittag und hilft Ihnen so, Ihr Gewicht unter Kontrolle zu halten.

**9 Kauen Sie keinen Kaugummi:** Forscher haben herausgefunden, dass man beim Kaugummi kauen viel Luft schluckt, die den Bauch auftreibt. Raucher und Schnellsprecher haben das gleiche Problem.

**10 Trinken Sie Milch:** Werfen Sie Ihr Geld nicht für teure Sportgetränke aus dem Fenster. Mit einem Becher Kakao erholt man sich nach dem Sport genauso schnell wie mit einem teuren Sportdrink. Amerikanische Forscher fanden außerdem heraus, dass man seine Fettverbrennung ankurbelt und den Muskelaufbau beschleunigt, wenn man nach dem Sport ein Glas fettarme Milch trinkt.

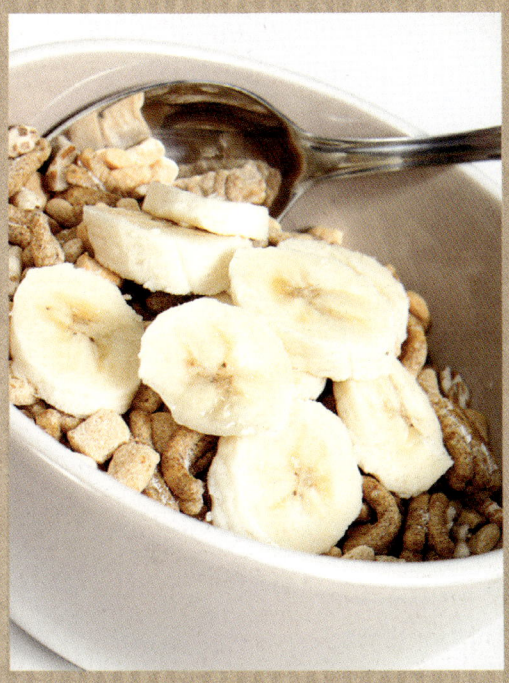
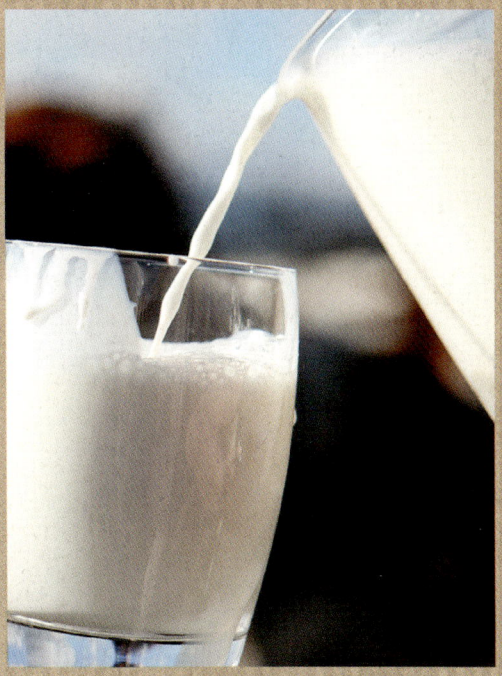

# Register

# Nützliche Adressen:

## Fitness

**Bund Deutscher Radfahrer e. V.**
Otto-Fleck-Schneise 4
60528 Frankfurt a. M.
Tel.: 069/9678000
Fax: 069/96780080
www.rad-net.de

**Deutscher Alpenverein e. V.**
Von-Kahr-Str. 2–4
80997 München
Tel.: 089/140030
Fax: 089/1400323
www.alpenverein.de

**Deutscher Fußball-Bund e. V.**
Herrmann-Neuberger-Haus, Otto-Fleck-Schneise 6
60528 Frankfurt a. M.
Tel.: 069/67880
Fax: 069/6788266
www.dfb.de

**Deutscher Nordic Walking und Nordic Inline Verband e. V.**
Dr.-Karl-Aschoff-Str. 14
55543 Bad Kreuznach
Tel.: 0700/667342348
Fax: 0671/69069
www.dnv-online.de

**Deutscher Rollsport- und Inline-Verband e. V.**
Münsinger Str. 2
72535 Heroldstatt
Tel.: 07389/90144
Fax: 07389/9065009
www.driv.de

**Deutscher Schwimm-Verband e. V.**
Korbacher Str. 93
34132 Kassel
Tel.: 0561/940830
Fax: 0561/9408315
www.dsv.de

**Deutscher Tanzsportverband e. V.**
Haus des Sports II, Otto-Fleck-Schneise 12
60528 Frankfurt a. M.
Tel.: 069/6772850
Fax: 069/67728530
www.tanzsport.de

## Gesundheit

**Bundesselbsthilfeverband für Osteoporose e. V.**
Kirchfeldstr. 149
40215 Düsseldorf
Tel.: 0211/3013140
Fax: 0211/30131410
www.osteoporose-deutschland.de
Informationen rund um die Erkrankung

**Deutsche Gesellschaft für Ernährung e. V.**
Godesberger Allee 18
53175 Bonn
Tel.: 0228/3776600
Fax: 0228/3776800
www.dge.de
Alles rund um das Thema Ernährung

**Deutsche Herzstiftung e. V.**
Vogtstr. 50
60322 Frankfurt a. M.
Tel.: 069/9551280
Fax: 069/955128313
www.herzstiftung.de
Alles rund um das Herz und seine Erkrankungen

**Deutscher Verband für Physiotherapie e. V. – Zentralverband der Physiotherapeuten/Krankengymnasten/ZVK**
Deutzer Freiheit 72–74
50679 Köln
Tel.: 0221/9810270
Fax: 0221/98102725
www.zvk.org
Therapeutensuche, allgemeine Informationen